Fit und gesund mit Wassergymnastik

Das Element Wasser sollte uns so vertraut werden, daß der Wunsch nach sinnvoller Bewegungsschulung nicht mehr wegzudenken ist: Sei es aus Freude an der eigenen Vitalität oder aber im Interesse des Gesundbleibens, des Gesundwerdens durch Therapie im Wasser. Sei es zum Zeitvertreib, zum Spaß miteinander in der Ferienzeit, um die Kondition zu steigern, um der Figur zu nützen usw. Auch Nichtschwimmer werden begeistert sein.

Das Sichtummeln im Wasser macht zu zweit besonders viel Spaß (siehe dazu Kapitel »Zu zweit Kondition tanken«, S. 75 ff.).

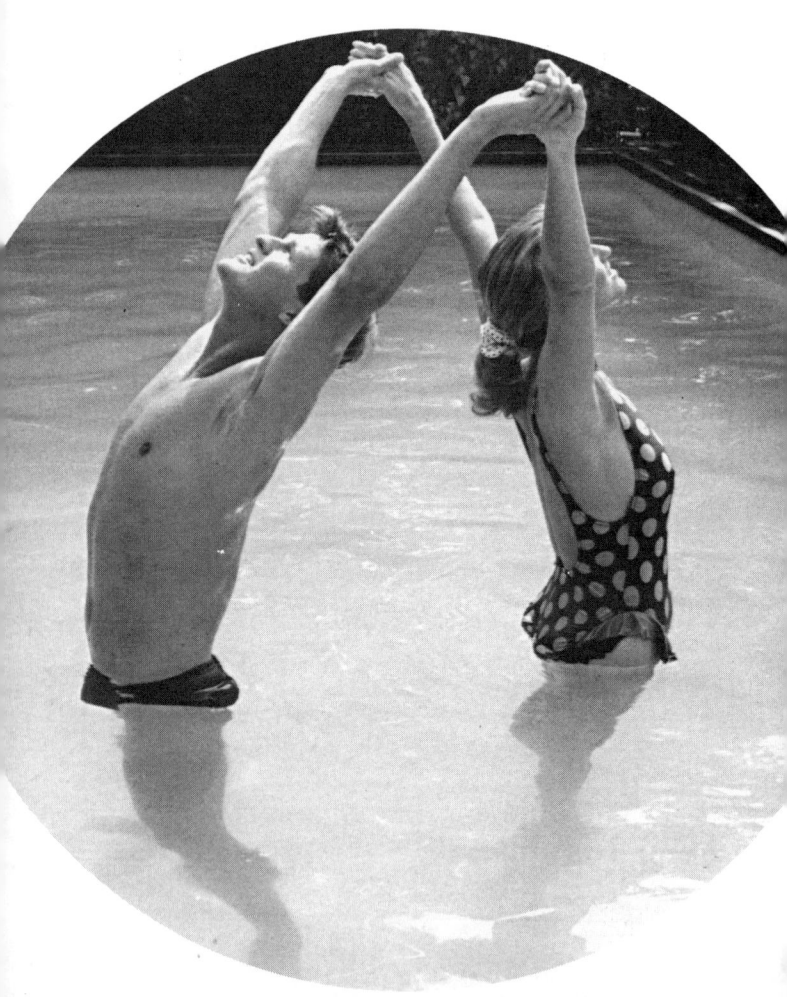

Fit und gesund
mit Wassergymnastik

Von Professor Hannelore Pilss-Samek

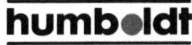

humboldt-taschenbuch 633

Umschlaggestaltung: Christa Manner
Umschlagfoto: Siegfried Pilss
Fotos und Zeichnungen im Innenteil: Siegfried Pilss

Wir danken der Firma ADIDAS-Sport, Herzogenaurach,
für die Überlassung der Sportbekleidung

© 1990 by Humboldt-Taschenbuchverlag Jacobi KG, München
Druck: Presse-Druck Augsburg
Printed in Germany
ISBN 3-581-66633-2

1 2 3 * 92 91 90

Inhalt

Einladung zum Mitmachen

Jedermann wird es bestätigen: Am schönsten ist doch das Sichtummeln im Wasser! Zudem sind in letzter Zeit Gesundheitsexperten zu der Erkenntnis gekommen, daß speziell entwickelte Gymnastik im Wasser einen außergewöhnlich hohen Wert für Bewegungsfreude und Wohlbefinden der Menschen hat. So kann man sich gern der Meinung mancher Wissenschaftler anschließen, daß sich das Leben aus dem Wasser entwickelt habe und daß uns noch eine Ursehnsucht mit diesem Element verbinde. Es liegt also nahe, immer wieder in dieses Element eintauchen zu wollen, um daraus Kraft und Vitalität zu schöpfen. Doch Schwimmen allein genügt nicht!

Wasser ist nicht nur zum Schwimmen da

Es ist höchste Zeit, daß auch Sie, werte(r) Leser(in), die unbeschwerteste und nützlichste Art, sich im Wasser zu bewegen, kennenlernen. Versuchen Sie doch bei nächster Gelegenheit WASSERGYMNASTIK!

Und Gelegenheit ist eigentlich stets vorhanden, sei es nun im Hallenbad, im hauseigenen Swimming-Pool, während der Ferien am Badestrand, sogar in der Badewanne. Tauchen Sie ein, und fühlen Sie sich dank Bewegung wohl wie ein Fisch im Wasser.

Wir haben ein bißchen in der Sportgeschichte geblättert, konnten anhand von Vasenbildern feststellen, daß man bereits in der Antike viel Sinn fürs Bewegen im Wasser hatte. So entdeckten wir auf einer Vase aus Hellas, wie man bereits im 6. Jahrhundert v.Chr. munter in einer Art Kraulstil mit den Fischlein um die Wette schwamm.

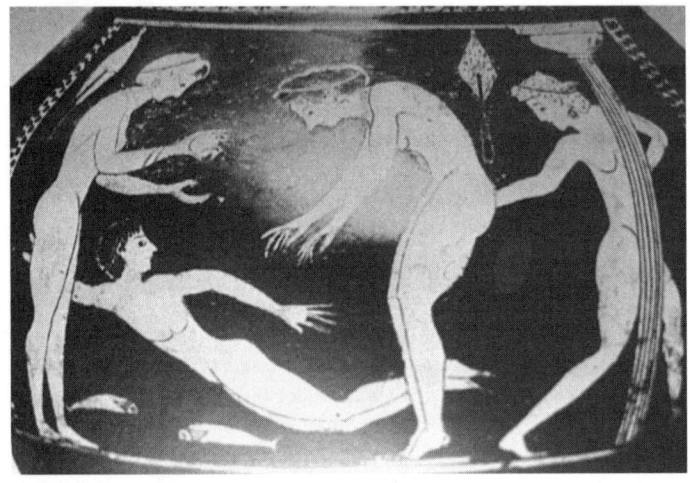

Vasenbild aus Hellas:
Badenixen aus Hellas: Bereits im 6. Jahrhundert v. Chr. wurden sie auf dieses Vasenbild gezaubert. Eine der Damen setzt eben zu einem Sprung ins Wasser an, die andere schwimmt im Kraulstil unserer Zeit durch die Fluten ... und die Fischlein sind mit dabei.

Auch die Römer überlieferten uns herrliche Mosaike mit der Darstellung badender und schwimmender Menschen. Es hat lange gedauert, bis man die Vorzüge der Bewegung im Wasser wiederentdeckte. Und nun zählt eben jene Wassergymnastik zur Körperschulung, die man jederzeit und überall nutzen kann, Tag für Tag, zu jeder Jahreszeit...

Gymnastik in jedem Alter

Kleinkindern macht es unendlich viel Spaß, in der Badewanne zu plantschen. Sind sie bereits sicher auf den Beinen, können sie am Badestrand Wassergewöhnungsspielen folgen, das heißt, sie lernen spielend und unbewußt das kühle nasse Element kennen, verlieren so die Wasserscheu. Damit ist bereits der erste Schritt zum Schwimmenlernen getan. Doch stehen in diesem Alter immer das Sichtummeln und muntere Spiel im Wasser im Vordergrund.

Schulkinder sollten bereits schwimmen können, nicht nur um der Sicherheit willen, sondern weil dieser Sport ihrem Bewegungshunger entgegenkommt, weil sie Können und Eifer im sportlichen Wettstreit untereinander messen wollen. Doch steht gleichgewichtig daneben auch das *Turnen im Wasser!* Bewegungsaufgaben, die sie im Schulturnsaal ausführen, können ähnlich auch im Wasser stattfinden, man denke nur an Wettlaufen oder -tauchen, an Weitspringen und Hochhüpfen. Es ist dem Einfallsreichtum des Lehrers und der Eltern überlassen, die Kinder auch im Wasser vielseitig zu beschäftigen.

✳

Berufstätige und Streßgeplagte suchen im Wasser vor allem Ausgleich und Entspannung, aber auch Kondition, um den Belastungen des Alltags gewachsen zu sein. Gerade dann ist Gymnastik im Wasser der ideale Ausgleichssport! Durch gezielt wirkende Übungen wird die Atmung angeregt, die schlaffen Muskeln bekommen Mehrarbeit, der Kreislauf wird stabilisiert. Wer tagsüber stundenlang sitzt, braucht ausreichend Bewegung, und das muß – im Wasser – eben nicht nur Schwimmen sein, sondern kann wesentlich gezielter durch Gymnastik erreicht werden. Und wer zuviel auf den Beinen unterwegs sein muß, dem tut es gut, sich bewegen zu können, ohne die Beine weiterhin durchs ganze Körpergewicht belasten zu müssen. Er nutzt die Tragfähigkeit, den Auftrieb des Wassers.

✳

Werdende Mütter erhalten bereits in vielen Hallenbädern eigens für sie reservierte Badezeiten nicht allein zum Schwimmen, sondern auch zur Gymnastik. Es stehen Fachkräfte zur Verfügung, die Anleitung geben, welche Bewegungsabläufe gerade während dieser Monate wertvoll wirken. Auch hier geht es primär darum, die körperlichen Belastungen abzuschwächen und vielleicht vorhandene Beschwerden, zum Beispiel Kreuzschmerzen oder Venenstau, auf therapeutischem Weg zu beseitigen. In jedem Fall sollte zu ausdauerndes Brustschwimmen vermieden (Hohlkreuzhaltung!) und um so mehr Gymnastik gemacht werden.

Betagte Menschen, auch Nichtschwimmer werden bis ins hohe Alter die Freude, sich im Wasser bewegen zu können, nutzen, denn einfache Übungen – noch dazu mit Festhalten am Bassinrand – wird man in gut temperiertem Wasser immer wieder gern machen. Auf diese Weise verliert man mitunter die Angst und probiert es doch noch mit dem Schwimmenlernen. Denn mit der Bewegungssicherheit, mit der Erfahrung über die Tragfähigkeit des Wassers gewinnt man auch mehr Selbstvertrauen und damit Mut. In keiner Altersstufe kann es von mehr Bedeutung sein, die Vorzüge der *Wassergymnastik im Sinne von Bewegungstherapie* zu nutzen als eben jetzt!

✳

Leistungssportler haben längst erkannt, daß nach jeder großen körperlichen Belastung Sichbewegen im Wasser die Entspannung überforderter Muskeln fördert, daß man hier am gezieltesten die Atmung trainieren kann. Schonungsbedürftige Gelenke können weiterhin sinnvoll bewegt werden, so daß die Elastizität der Sehnen erhalten bleibt. Kein Wunder, daß in jedem Hochleistungszentrum selbstverständlich auch ein Aufwärmebecken vorhanden ist, um die Sportler dank Wasserwärme auf die bevorstehende Beanspruchung vorzubereiten, so daß Verletzungen vermieden werden. Belastung u n d Entspannung bringen erst Hochleistung!

✳

Saunabesucher sollten keinesfalls nach dem Saunabad durch energisches Schwimmen den Kreislauf zusätzlich fordern und belasten, vielmehr aber im temperierten Wasser Gymnastik machen. Man beobachtet leider immer wieder, wie so mancher Saunagast zwischen den Aufgüssen ins kühle Naß hüpft, nicht nur, um sich – wie es richtig wäre! – abzukühlen, sondern um ein paar Längen um die Wette zu schwimmen. Der hohe Wert der Sauna liegt jedoch im Kreislauftraining: durch die Wechselwirkung von trockener Hitze, darauffolgender nasser Kälte des Wassers, und dann ausruhen, entspannen, abschalten!

Zusammenfassend: Gymnastik im Wasser ist in jedem Alter, in jeder Situation nicht nur angebracht, sondern wird unendlich viel zum Wohlbefinden, zur Gesundheit und Lebenskraft beitragen. Wer erst einmal die Wohltat des Sichbewegens im Wasser empfand und fühlte, wie sehr die einzelnen Übungen nützen, wird auf Wassergymnastik nicht mehr verzichten.

Und nun wünschen wir Ihnen viel Erfolg und Freude beim Mitmachen!

Autorin und Verlag

Informatives

Vorteile des Übens im Wasser

Die **Tragfähigkeit** und der Auftrieb des Wassers ermöglichen es, Bewegungen auszuführen, die man am »Festland« vermeiden müßte, nicht mehr zustande brächte.
Zum Beispiel: Hüpfen auf beiden Füßen, Kniewippen, sollten die Beine dabei streiken.

*

Der **Wasserwiderstand** zwingt Muskeln und Gelenke zu mehr Leistung, sie müssen tüchtig arbeiten.
Zum Beispiel beim Beineheben oder Laufen. Man erreicht also einen zusätzlichen Trainingseffekt.

*

Die **Massagewirkung** des Wassers bewirkt, daß mehr Blut durch den Körper gepumpt wird, die Blutzirkulation wird angeregt. (Anhand medizinischer Untersuchungen in den USA sind diesbezüglich aufschlußreiche Versuche unternommen worden.) Als weitere Vorteile sind anzusehen, daß auch Nichtschwimmer und betagte Menschen, wie bereits erwähnt, diesen »Sport« ausüben können, ja sollen.

*

Nicht zuletzt bringt Wassergymnastik auch *Abwechslung ins Bade- beziehungsweise Strandprogramm.* Man kann ja nicht immer nur schwimmen, möchte sich dennoch im Wassser und zum eigenen Wohlbefinden bewegen.
Eine *Badekur nach do-it-yourself* kann jeden Ferienaufenthalt bereichern, indem man aus diesem Büchlein gymnastische Anregungen mitnimmt und diese dann gezielt an Ort und Stelle – sprich Strand oder Schwimmbad – verwirklicht.

Sinn der Wassergymnastik

...ist es, den Körper in seiner Gesamtheit auf die bestmögliche Weise gezielt zu schulen, darüber aber nicht die Freude am Sichbewegen außer acht zu lassen. So manche Sportaktivität findet auf Dauer wenig Anklang, weil man wohl physisch viel leistet, jedoch das Erfolgserlebnis und die Bewegungsfreude auf sich warten lassen.

Wo liegen also die Pluspunkte?

1. In der Entspannung verkrampfter Muskeln
2. In der Lockerung und Reaktivierung der Gelenke
3. In der Anregung der gesamten Blutzirkulation
4. In der Stärkung von Herz und Kreislauf
5. In der Schulung einer Intensiv-Atmung
6. In der Kräftigung von Muskeln und Gelenken
7. In der Nutzung der Massagewirkung des Wassers
8. In der Steigerung der körperlichen Leistungsfähigkeit und des Gesamtbefindens
9. Im Reiz, Abwechslung ins Badeprogramm zu bringen
10. Und nicht zuletzt in der Vielfalt der Bewegungsmöglichkeiten

Diese zehn Pluspunkte bestätigen, wie erfolgreich Wassergymnastik das übrige Sportprogramm ergänzen kann.

Die ideale Wassertemperatur und -tiefe

Es ist durchaus nicht egal, ob das Wasser nun kühl oder übermäßig warm ist, ob es eher flach ist oder bis zum Kinn reicht. Denn sowohl Temperatur als auch Tiefe sind ausschlaggebend für den Wert Ihrer Übungen.

Grundsätzlich: Je tiefer das Wasser, um so größer der Wasserwiderstand. Muskeln und Gelenke, der Gesamtorganismus müssen daher mehr »arbeiten« als im flachen Wasser. Jedoch ist im tieferen Wasser der Auftrieb größer, das heißt, daß die Beinbelastung durch das Körpergewicht im Stehen verringert wird. Mitunter ein wesentlicher Vorteil, wenn die Gelenke geschont werden sollen, aber dennoch bewegt sein möchten.

Daraus folgt, daß bei geringer Wassertiefe wohl weniger Widerstand zu überwinden ist, weniger Muskelleistung und damit -training erreicht werden, daß aber auch die Tragfähigkeit zu wünschen übrigläßt. So sollte sich die Tiefe beziehungsweise die für die Übungen von Ihnen gewählte Wassertiefe nach der Zielsetzung orientieren. Man wird im brusthohen Wasser nur schwer laufend vorwärtskommen; da eignet sich kniehohes Wasser eher. Geht es aber um Übungen zur Lockerung der Gelenke, dann sind Tragfähigkeit und Wassertemperatur zu beachten.

*

Die Temperatur sollte nicht weniger als 28 Grad, aber auch nicht über 31 Grad Celsius betragen – aus verständlichen Gründen:
Zu kühles Wasser würde nicht nur die Durchblutung beeinträchtigen, damit die Elastizität von Muskeln und Gelenken stören, sondern die Freude am Aufenthalt im kühlen Naß vermindern. Man würde zuwenig und zu kurz üben, nur mit Überwindung bei der Sache sein.

Zu warmes Wasser belastet den Kreislauf, so daß man nur wenig Muskelaktivität ausführen darf, daher ein auch nur geringer Übungseffekt erreicht wird. Deshalb:

Faustregel: Wassertiefe bis Brusthöhe.
Temperatur zwischen 28 und 31 Grad Celsius.

Die Bedeutung der Atmung

Das Vergnügen und auch der Leistungserfolg beim Schwimmen stehen oder fallen mit der richtigen Atemtechnik. Doch auch in Verbindung mit gymnastischen Übungen ist die Atmung von grundlegender Bedeutung:

1. Erleichtert die richtige Atmung jeden Bewegungsablauf

2. Zählt gerade die Atmungsschulung zu den Pluspunkten der Wassergymnastik

 D a h e r : Immer in der Phase der Muskelspannung ausatmen!

Beim Heben eines Beines aus dem Wasser müssen beispielsweise die Bein- und auch die Bauchmuskeln aktiv werden, daher heißt es: ausatmen! Ist der Körper im Ruhezustand und eher entspannt, kann eingeatmet werden. Damit man gleich von Beginn an richtig atmet, braucht es anfangs ein bißchen Selbstkontrolle, man sollte also bewußt und hörbar ausatmen, die verbrauchte Luft ausblasen. Sehr bald wird diese zweckmäßige Verbindung von Bewegungsablauf und Atemtechnik in Fleisch und Blut übergehen, man atmet instinktiv richtig.

Bei gleichförmig verlaufenden Bewegungen, zum Beispiel Gehen oder Laufen durchs Wasser, sollte man sich auf einen gleichmäßigen Atmungsrhythmus einstellen, etwa bei vier Schritten ausatmen, bei den folgenden vier einatmen, wobei immer – und das muß nochmals erwähnt werden! – die Ausatmung betont, bewußt erfolgen soll.

 Und noch eines!
Nicht mit vollem Magen ins Wasser gehen! Man fühlt sich nicht nur in der Bewegungsfreude beeinträchtigt, sondern könnte eine Magenverstimmung bis hin zur Übelkeit bekommen.

Vor dem »Start« die Toilette aufsuchen, denn es ist unangenehm, nach kurzer Zeit das Wasser verlassen zu müssen, um frierend das Örtchen aufzusuchen, zu erfragen und zu finden.

Rücksicht auf die übrigen Badegäste nehmen, wie man's auch beim Schwimmen halten sollte. Wenn Sie munter mit den Beinen im Wasser strampeln, dann schätzt es niemand, dadurch übermäßig angespritzt zu werden oder gar einen Stoß mit dem Bein zu verspüren!

Es sind Kleinigkeiten, doch macht Wassergymnastik erst richtig Spaß, wenn man all dies berücksichtigt.

Zusammenfassend: Nach der Einladung zum Mitmachen und den eben erfolgten wesentlichen Informationen und Tips hoffe ich, daß Sie es nun kaum mehr erwarten können, ins Wasser zu hüpfen, zu klettern, sich hineinzuwagen. Ist erst einmal die Scheu überwunden, kann man Tragfähigkeit und Widerstand erkennen, ist man durchaus bereit, mal die Nase unterzutauchen; dann ist »das Eis gebrochen«, dann möchte man Wassergymnastik nicht mehr aus dem Badeleben wegdenken.

Gewiß werden Sie bald Nachahmer finden, denn wer ist nicht froh darüber, endlich zu sehen, wie man Wassergymnastik sinnvoll und abwechslungsreich machen kann? Und nun kann es losgehen!

Übungen
zum Eingewöhnen

Zu Beginn möchte ich Sie gern für die Wassergymnastik gewinnen, Sie davon überzeugen, wie angenehm und einfach doch diese Übungen im Wasser sind! Anhand einiger **Gewöhnungsübungen** werden auch Nichtschwimmer begeistert mitmachen, die bisher eher eine gewisse Scheu hatten, sich »freihändig« im Wasser zu bewegen.

Und nicht nur das! Durch die nun folgenden Bewegungsaufgaben werden alle Muskeln und Gelenke »angesprochen«, die Atmungstechnik profitiert, man erzielt mehr Bewegungssicherheit. Bei jedem Übungstext ist ein Hinweis, wofür der jeweilige Bewegungsablauf wirksam ist. Um so lieber macht man's dann, um so ausdauernder, intensiver. Damit sind Eifer, Konzentration und letztendlich der Erfolg sicher.

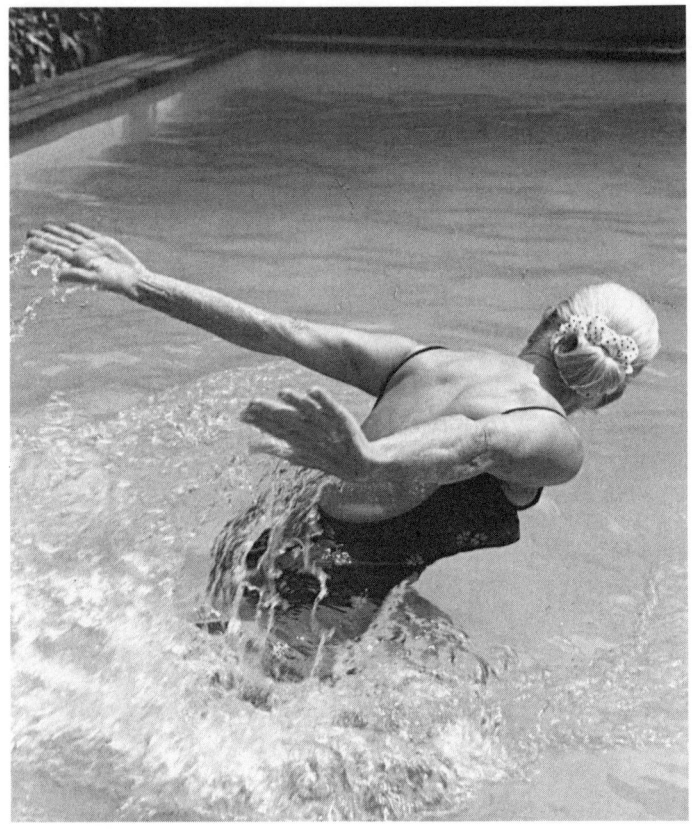

1 Tiefatmung

Schrittstellung, einen Fuß circa 50 cm vor den anderen stellen, Arme hochhalten.

Bewegungsablauf: Oberkörper vorneigen, die gestreckten Arme nach hinten durchs Wasser ziehen, intensiv ausatmen.
Sich wieder zur Körperstreckung aufrichten, Arme heben, tief einatmen. 6–8mal wiederholen.

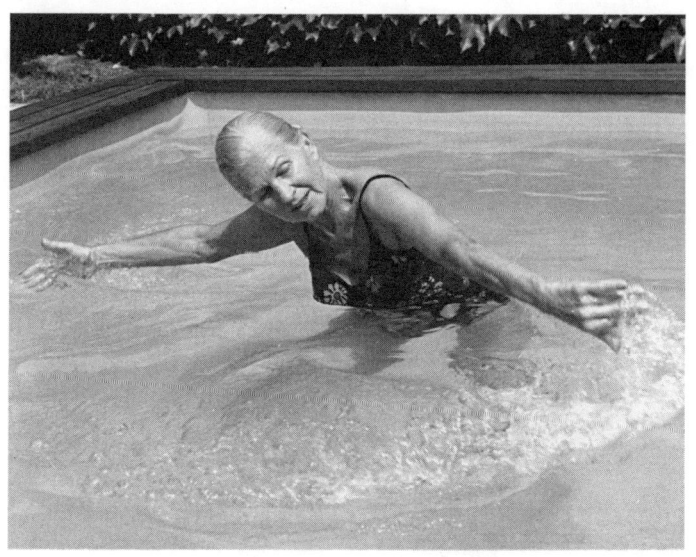

2 Stärkung der Arm- und Oberkörpermuskeln

Beine breitstellen, sicher auf beiden Füßen stehen bleiben.

Bewegungsablauf: Die Arme von links nach rechts knapp
unter der Wasseroberfläche durchs Wasser ziehen,
dabei das Körpergewicht von links nach rechts und wieder
zurückverlagern. Beim Druck gegen den Wasserwiderstand immer
ausatmen. 10mal hin und her schwingen.

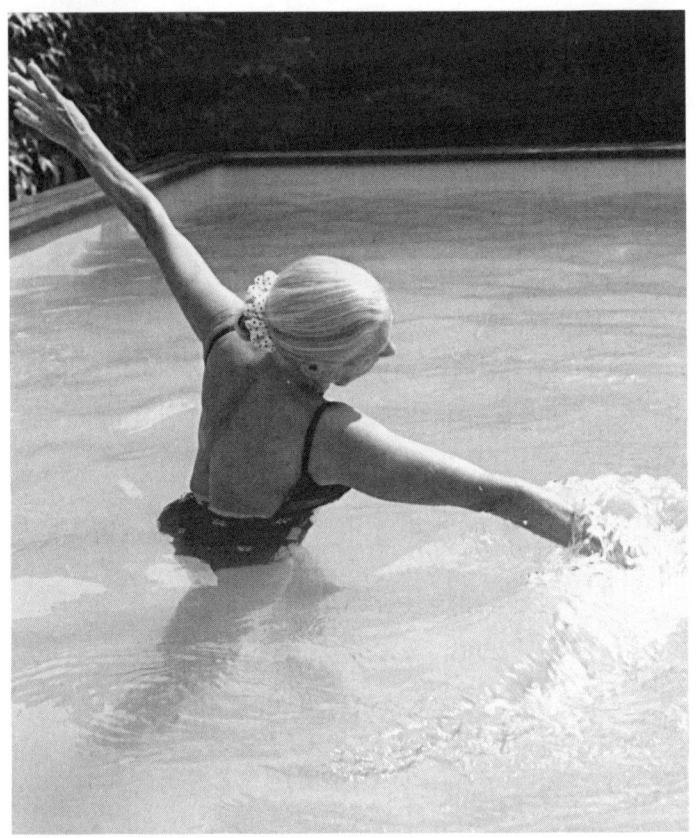

3 Straffung der Rücken- und Brustmuskeln

Sicher auf beiden Füßen stehen, einen Arm nach vorn, den andern nach hinten strecken.

Bewegungsablauf: Die Arme im Gegenschwung bewegen! Immer beim Senken, Eintauchen ins Wasser elastisch in den Knien nachgeben, Druck gegen den Widerstand ausüben, ausatmen. Dann sich wieder aufrichten und einatmen. Zehn Pendelschwünge ausführen.

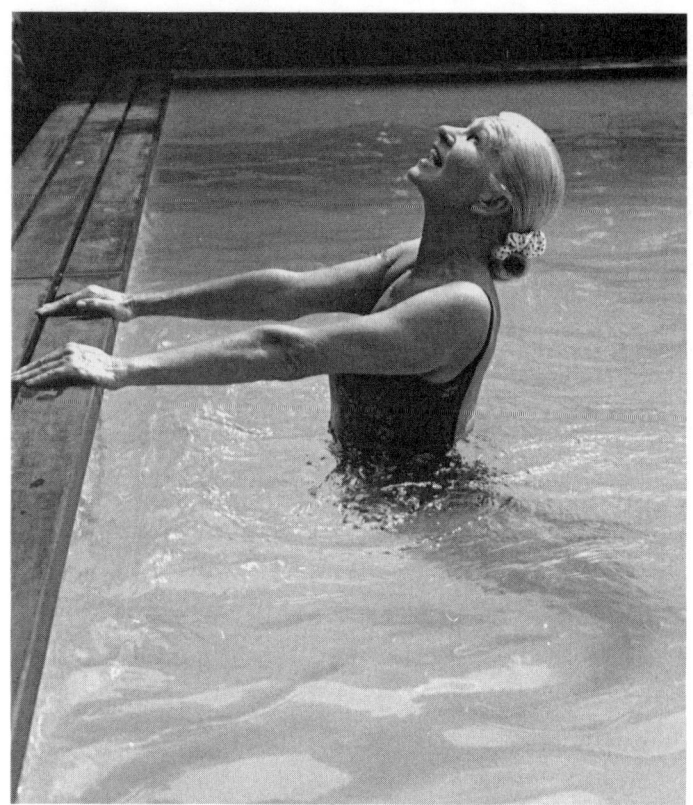

▮4 Hüftstreckung

Mit beiden Händen auf den Bassinrand stützen und die Arme
dabei belasten.

Bewegungsablauf: Becken extrem vorkippen, Kopf rückneigen,
einatmen. Dann das Körpergewicht nach hinten verlagern,
Becken nach hinten drücken, Kopf senken, ausatmen.
6–8mal vor- und zurückkippen.

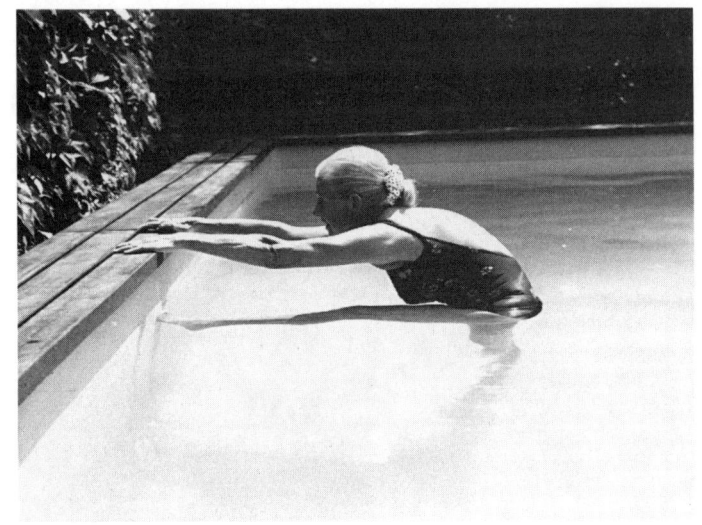

⑤ Kreuz-Entspannung + Kniebeweglichkeit

Am Bassinrand festhalten, einen Fuß recht hoch an die Wand anstemmen.

Bewegungsablauf: Das angestemmte Bein strecken (wollen!), dabei den Kopf senken, ausatmen. Langsam die Spannung lösen, Körper aufrichten, Kopf heben, einatmen. 4–6mal wiederholen, dann ebenso exakt mit dem anderen Bein üben.

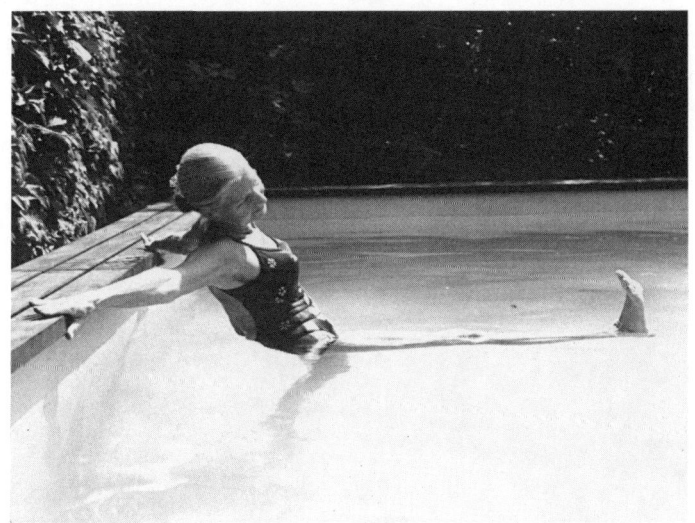

6 Fußgelenkigkeit

Rücklings zum Bassinrand stehen, mit beiden Armen festhalten.

Bewegungsablauf: Ein Bein möglichst bis zur Wasseroberfläche heben, und nun den Fuß langsam (!) auf und ab kippen, besonders das Vordrücken der Ferse beziehungsweise Anwinkeln der Fußspitze intensiv ausführen. 6–8mal auf und ab bewegen, dann Beinwechsel!

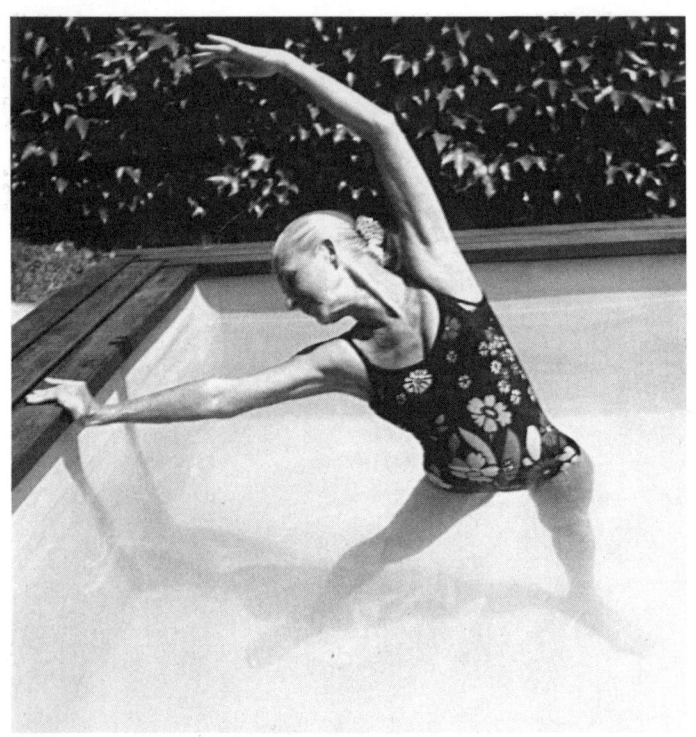

🔢 Elastisch um die Taille

Mit der rechten Körperseite zum Bassinrand stehen, die rechte Hand aufstützen, Beine breitstellen.

Bewegungsablauf: Den linken Arm seitlich heben, über den Kopf nach rechts schwingen, Oberkörper zur Seite neigen, 3–4mal nach unten wippen, ausatmen. Sich wieder aufrichten, Arm senken, einatmen. 4–6mal, dann die Bewegungsrichtung wechseln, weiterüben.

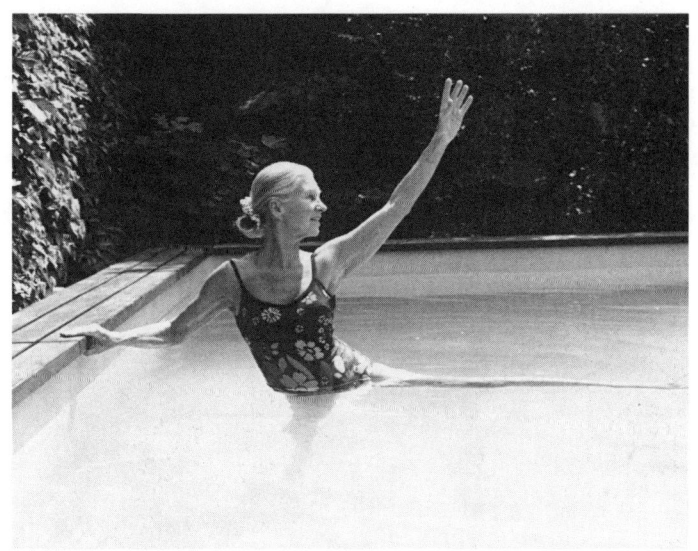

8 Straffung der Beinmuskeln

Mit der rechten Hand auf den Bassinrand stützen, die Füße stehen knapp beisammen.

Bewegungsablauf: Das linke Bein gestreckt zur Seite hochheben, den Wasserwiderstand überwinden, linken Arm locker zur Seite schwingen, einatmen. Bein wieder zum Standbein senken, ausatmen. 4–6mal wiederholen, dann ebenso mit dem anderen Bein fortsetzen.

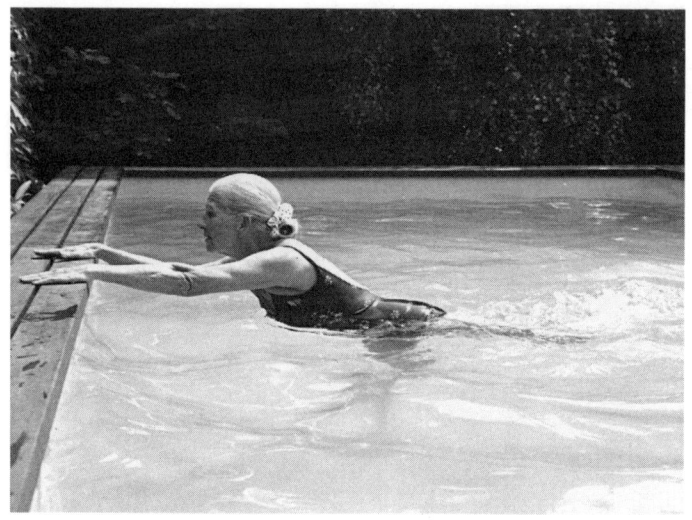

9 Straffung der Sitz- und Beinmuskeln

Beide Hände auf den Bassinrand legen, die Arme sollen gestreckt sein, Beine schließen.

Bewegungsablauf: Mit Schwung und Muskelspannung das linke Bein anheben, möglichst bis zur Wasseroberfläche bringen, Rücken strecken, einatmen. Wieder zum anderen Bein senken, entspannen, ausatmen. 4mal je Bein wiederholen, stets auf die Muskelspannung beim Rückheben achten.

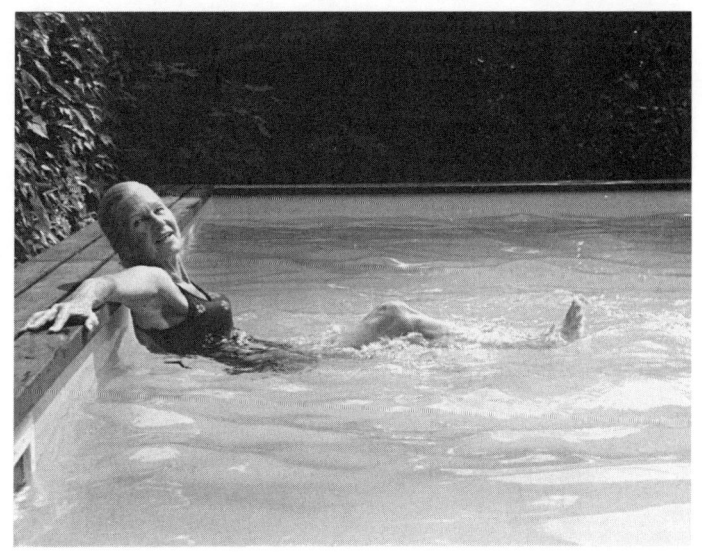

🔟 Bauchmuskel- und Beintraining

Rücklings zum Bassinrand stehen, mit ausgebreiteten Armen
im Wasser hängen.

Bewegungsablauf: »Radfahren«, die Beine also abwechselnd
beugen und wieder strecken. Eher an der Oberfläche bleiben,
20 »Strampler« durchhalten, ruhig durchatmen. Dann eine kurze
Pause machen, die Füße einfach zum Boden stellen, dann von
neuem starten!

Gymnastik
als Bewegungstherapie

Wassergymnastik hat in jedem Kurprogramm ihren festen Platz. Ärzte empfehlen Bewegung im Wasser als wertvolle Ergänzung der Behandlung; es gibt kaum ein Kurangebot, wo nicht Wassergymnastik als wichtige Serviceleistung angeboten wird.

Was bedeutet Therapie durch Bewegung?

Durch einen gezielt wirkenden Bewegungsablauf werden Beschwerden gelindert, geheilt, ja man erreicht bereits vorbeugend, daß es erst gar nicht zu vielen Beschwerden kommen kann. Mehr und mehr Menschen klagen heute über Beschwerden, die primär auf Bewegungsmangel zurückzuführen sind. Um diesem konstanten Mangel an ausreichend vernünftiger Bewegung zu begegnen, wird von allen Seiten zu mehr sportlicher Aktivität aufgerufen. Doch kann der Körper nicht unvorbereitet mit Hochleistung »überfallen« werden. Man muß Zug um Zug dieses Mehr an Bewegung erarbeiten. Auch da ist Wassergymnastik eine gute Basis, auf der aufgebaut werden kann.

Wassergymnastik als Bewegungstherapie findet Anwendung bei Rheuma, bei Wirbelsäulenerkrankungen, als Nachbehandlung bei Gelenkoperationen, zur Stärkung der Muskeln und Bänder, zur Behebung von Darmträgheit, zur Kräftigung der Atmung usw., um nur einige Schwerpunkte aufzuzählen.

*

Wie bereits erwähnt, sind sowohl Tragfähigkeit als auch Wasserwiderstand das »A« und »O« des Therapieerfolges. Kann man »an Land« die Kniegelenke nur noch wenig belasten, geschweige denn auf den Beinen munter hüpfen, so ist dies dank der Tragfähigkeit und des Auftriebs des Wassers ohne weiteres möglich. Das Körpergewicht wird je nach Wassertiefe bis zu 50 % vermindert. Mit 30 Kilo auf den Beinen läßt sich's leichter und beschwerdeloser wippen. Die Beingelenke reagieren ausgezeichnet und sogar schmerzfrei, der Therapieerfolg ist sicher.

Hingegen bietet Wasser mehr Widerstand als Luft, die Muskeln müssen daher im Wasser mehr leisten, überwinden, werden zusätzliche Elastizität und Kraft gewinnen.

Ein einfacher Test läßt sofort erkennen, wie es mit dem Wasserwiderstand bestellt ist. Angenommen, Sie befinden sich an einem Sandstrand und starten nun zu einem Dauerlauf durchs Wasser. (Übrigens eine ausgezeichnete Art, Herz und Kreislauf anzuregen, die Tiefatmung zu trainieren!) Sie beginnen in knöcheltiefem Wasser, wagen sich dann mehr und mehr tiefer hinein. Spätestens in Hüfthöhe wird der Widerstand so groß, daß Sie nur noch mühsam vorwärtskommen. Gern schwenkt man wieder ins Flachere, um den Laufrhythmus beibehalten zu können, denn allzuviel Muskelarbeit macht eine Dauerleistung unmöglich. Und so könnte man durch eine abwechselnde Wahl der Wassertiefe eine Art *Intervall-Training* erzielen. Sich abwechselnd mal auf Ausdauer, dann vorübergehend auf Kraftleistung bewegen, in diesem Falle laufen. Sie werden im Laufe Ihrer Wassergymnastik immer wieder mit dieser Erfahrung konfrontiert werden, so auch bewußt den Widerstand selber bestimmen können.

Sechs Angriffspunkte für einen Therapieerfolg haben wir gewählt, denn eben sechs Bereiche unseres Körpers werden eine Behandlung durch Wassergymnastik benötigen.

Es sind dies:

Wirbelsäule, Kniegelenke, Hüftgelenke, Füße, Darmträgheit, Atemnot.

Und zu jedem dieser Angriffspunkte nun fünf besonders wirksame Übungen.

Wirbelsäule
Übungen zur Entspannung verkrampfter Muskeln

1 Mit circa 1 m Abstand vom Bassinrand stehen, beide Hände aufstützen, die Füße sind geschlossen.

Bewegungsablauf: Das Becken nach hinten schieben, die Knie leicht beugen, Oberkörper etwas senken, Rücken rund machen, **ausatmen.** Langsam wieder aufrichten, den Kopf heben, Beine strecken, einatmen. 6–8mal üben.

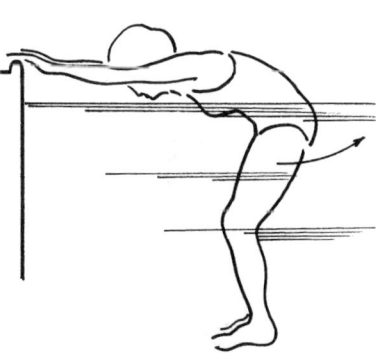

2 Zum Bassinrand gewendet stehen, die Hände halten oben fest, ein Bein angewinkelt möglichst hoch anstützen.

Bewegungsablauf: Das hochgestützte Bein strecken wollen, dadurch im Kreuzbereich nach hinten ausweichen, Oberkörper etwas tiefsenken, **ausatmen.** Dann den Druck vermindern, zurück in die Ausgangsstellung, einatmen. Mit jedem Bein zumindest 4mal wiederholen.

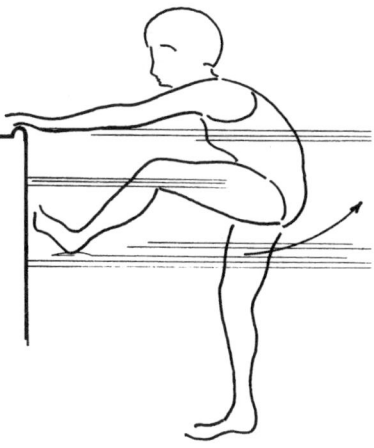

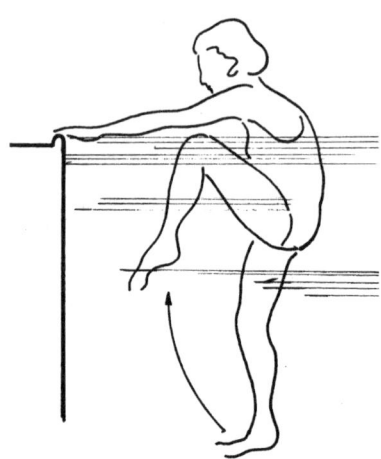

3 Die Hände bleiben aufgestützt, damit man die Balance nicht verliert, mit geradem Rücken stehen.

Bewegungsablauf: Das linke Knie anwinkeln, zugleich **ausatmen,** wiederum entspannend im Kreuzbereich nachgeben, nach hinten ausweichen. Dann den Fuß wieder auf den Boden stellen, Rücken aufrichten, einatmen. Je Bein 4mal wiederholen.

Übungen zur Stärkung der Rückenmuskeln

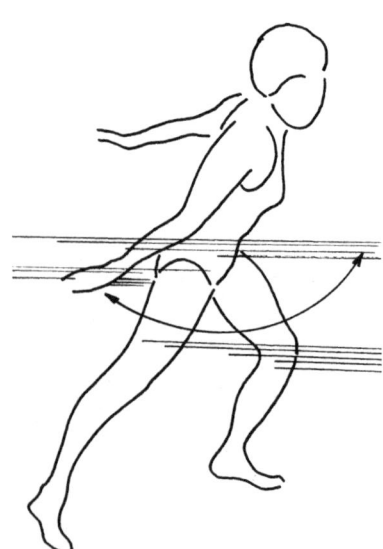

4 Mit breitgestellten Beinen frei und sicher im annähernd brusttiefen Wasser stehen, die Arme ausbreiten.

Bewegungsablauf: Den rechten Arm von rechts nach links und wieder zurück durchs Wasser ziehen, dabei das Körpergewicht hin und her verlagern. Immer mit der Handfläche gegen das Wasser drücken, dabei **ausatmen!** Ebenso oft und intensiv auch mit dem anderen Arm üben.

5 Mit wenig gegrätschten Füßen stehen, die Arme in Brusthöhe nach vorn halten.

Bewegungsablauf: Die Arme nach hinten schwingen, die Handflächen aneinanderdrücken, die Schultern bewußt rückwärts drücken, einatmen. Dann die Arme wieder vorschwingen, den Kopf etwas senken, Bauch einziehen, **ausatmen.** Zumindest 6mal wiederholen, die Spannung der Rückenmuskeln empfinden.

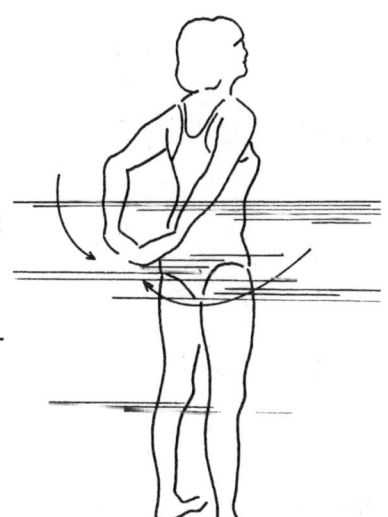

Kniegelenke

Übungen zur Lockerung

1 Mit geschlossenen Beinen stehen, beide Hände aufstützen.

Bewegungsablauf: Die Knie leicht beugen, dabei **ausatmen** und wieder strecken, einatmen. Durch den Auftrieb wird das Körpergewicht verringert, die Arme helfen durch Hochziehen mit. So geht es 10mal ab und auf.

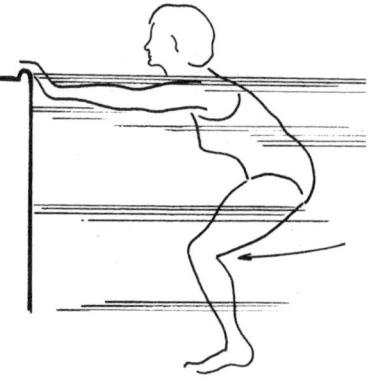

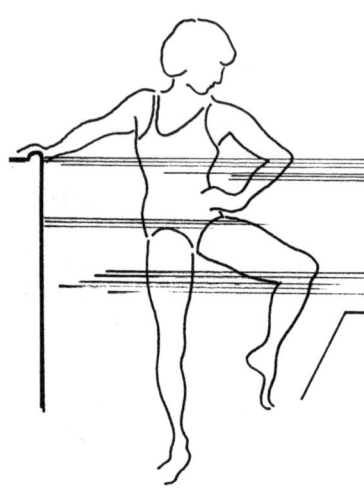

2 Mit der rechten Seite zum Bassinrand gewendet stehen, die rechte Hand auflegen, die linke einstützen.

Bewegungsablauf: Das linke Bein mit dem Knie nach außen anbeugen, es dann zur Seite strecken und wieder zum Standbein senken. Beim Beinsenken **ausatmen!** Jedes Bein »schwimmt« 4mal.

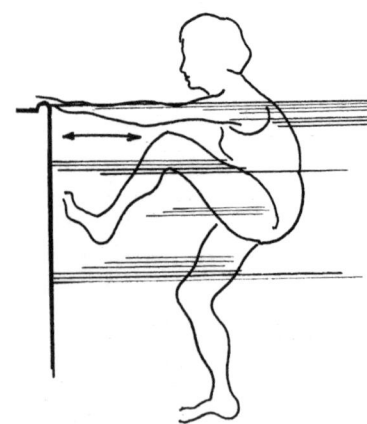

3 Beide Hände aufstützen, den linken Fuß etwa in Hüfthöhe anstützen.

Bewegungsablauf: Durch Vorschieben des Körpergewichts das linke Knie in Schwingung versetzen, es leicht beugen, immer intensiver wippen, 10mal! Dann ebenso mit dem anderen Bein beziehungsweise Knie üben. Bewußt **ausatmen.**

Übungen zur Stärkung

4 Zur Balance beide Hände
auf den Bassinrand legen, die
Füße stehen beisammen.

Bewegungsablauf: Den
linken Unterschenkel gegen
den Wasserwiderstand hinten
in Richtung Oberschenkel
hochschlagen, wieder senken,
10mal. Dann ebenso mit dem
anderen Bein üben. Beim
Hochkippen **ausatmen.**

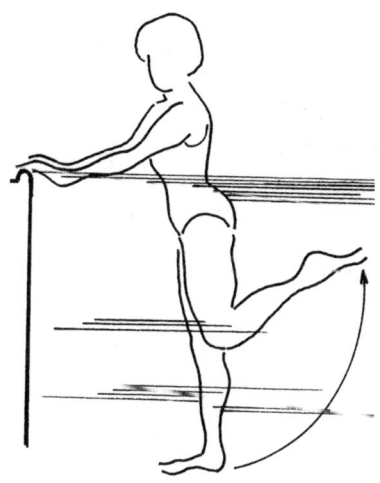

5 Beide Hände aufstützen,
die Füße sind in Schrittstellung, das vorgestellte Bein ist
mehr belastet.

Bewegungsablauf: In die-
ser Stellung 2mal locker nach
unten wippen, dann weghüpfen, die Beinstellung wechseln,
wieder 2mal nachwippen. Die
Arme beim Weghüpfen ver-
mehrt belasten, in diesem Mo-
ment **ausatmen.** So lange es
Spaß macht, wiederholen.

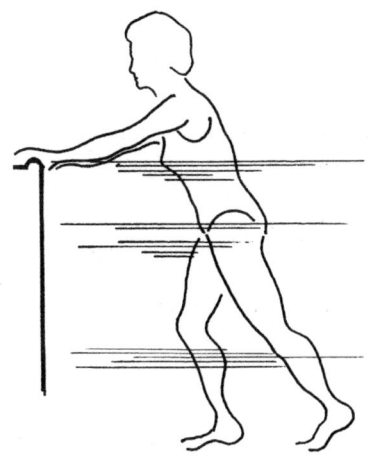

Hüftgelenke

Übungen zur Lockerung

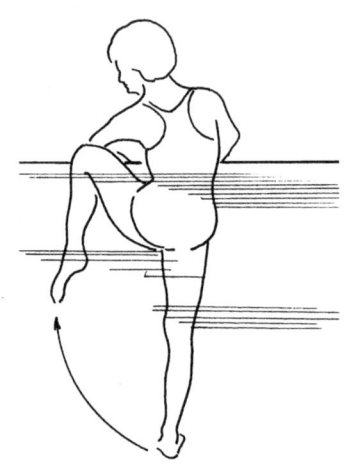

1 Zum Bassinrand gewendet beide Hände aufstützen, die Füße stehen beisammen.

Bewegungsablauf: Linkes Knie nach außen gerichtet hochheben, locker im Hüftgelenk nachgeben, **ausatmen.** Fuß wieder auf den Boden stellen, einatmen. Je Bein 4mal wiederholen, immer zum hochgewinkelten Knie blicken.

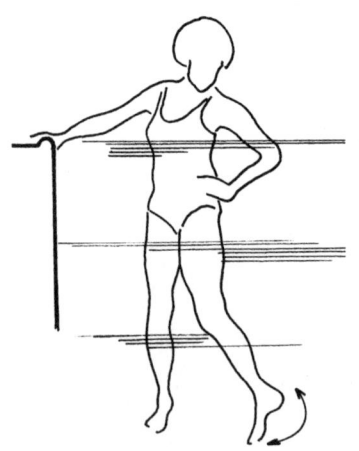

2 In Seitstellung zum Bassinrand mit der rechten Hand festhalten, sicher auf dem rechten Fuß stehen bleiben.

Bewegungsablauf: Den linken Fuß etwa einen halben Meter seitlich abwechselnd einwärts, dann auswärts drehen, im Hüftgelenk elastisch mitbewegen, 6–8mal. Immer beim Einwärtsdrehen des Fußes **ausatmen.** Beinwechsel!

3 Frei im Wasser aufstellen, die Hände leicht gegen das Becken stützen, Beine breitstellen.

Bewegungsablauf: Das Körpergewicht extrem nach links verlagern, linkes Knie leicht beugen, dann nach rechts wechseln. Nach einer Richtung hin **ausatmen,** nach der anderen hin einatmen. Gut 10mal hin und her bewegen.

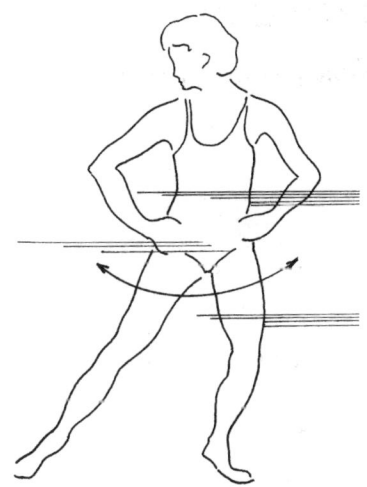

Übungen zur Stärkung

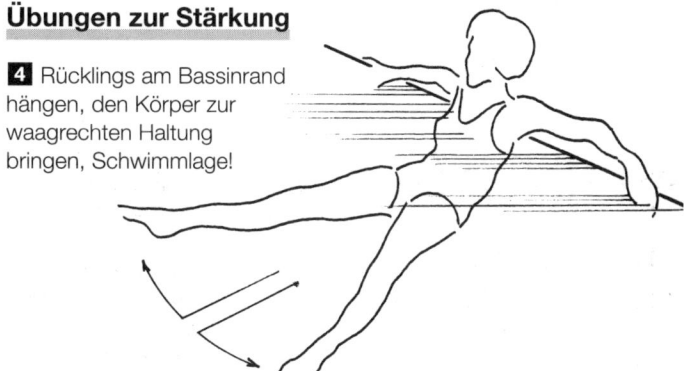

4 Rücklings am Bassinrand hängen, den Körper zur waagrechten Haltung bringen, Schwimmlage!

Bewegungsablauf: Die Beine anhocken, anwinkeln, dabei **ausatmen.** Zur Seite grätschen, weit öffnen, einatmen. Dann wieder anhocken und nach vorn strecken. 6–8mal wiederholen, das Aufgrätschen der Beine intensiv ausführen.

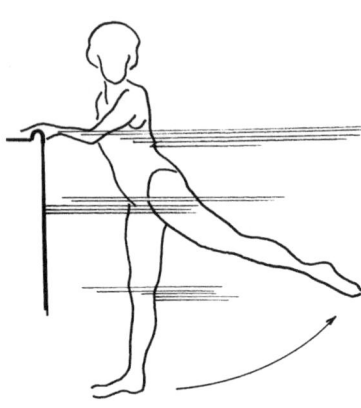

5 Mit beiden Händen aufstützen, die Füße stehen beisammen, der Rücken bleibt gerade.

Bewegungsablauf: Gegen den Wasserwiderstand das linke Bein zurückheben, über die linke Schulter blicken, einatmen. Den Fuß wieder zum anderen stellen, **ausatmen.** Je Bein 4mal wiederholen.

Fußgelenke

Übungen zur Lockerung

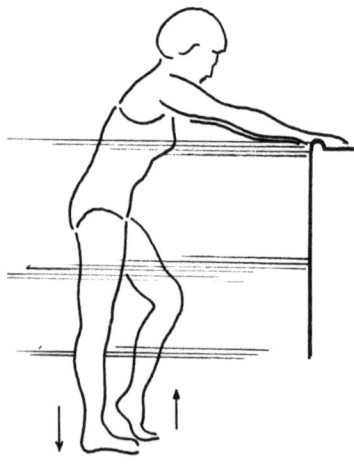

1 Die Hände stützen auf den Bassinrand, um die Füße zu entlasten, die Beine stehen eng beisammen.

Bewegungsablauf: Die Fersen abwechselnd heben und wieder senken, dabei möglichst elastisch auch in den Kniegelenken nachgeben, die Knie vordrücken. Gut 20mal auf und ab kippen.

2 Rücklings zum Bassinrand stehen, sich fast anlehnen, Arme seitlich auflegen, ein Bein waagrecht vorstrecken.

Bewegungsablauf: Den Fuß des vorgestreckten Beines intensiv und langsam auf und ab kippen, immer beim Hochkippen der Zehen beziehungsweise Hochdrücken der Ferse **ausatmen.** Je Fuß 10mal wiederholen.

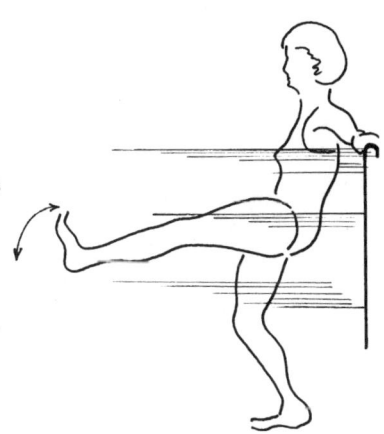

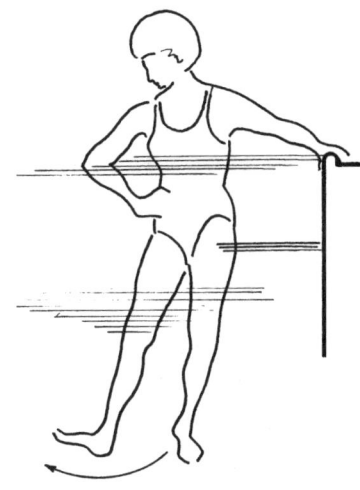

3 Nur mit der linken Hand festhalten, die Füße stehen anfangs eng beisammen.

Bewegungsablauf: Die rechte Ferse etwa einen halben Meter seitlich auf den Boden tippen, dabei **ausatmen.** Dann die Fußspitze nahe zum Standbein tippen, einatmen. 10mal wiederholen, dann ebenso mit dem anderen Fuß üben.

Übungen zur Stärkung

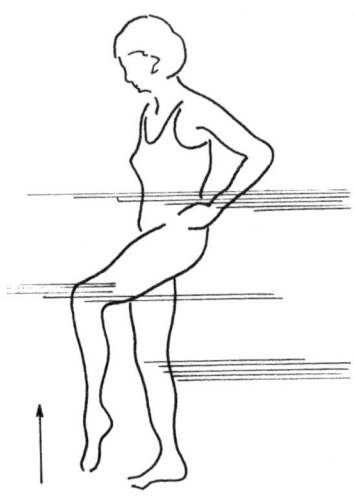

4 Mit geschlossenen Beinen frei im Wasser stehen, die Hände einstützen.

Bewegungsablauf: Mit dem linken Fuß 10mal energisch wegschnellen, wobei die Zehen kräftig nach unten gedrückt werden. Dann ebenso mit dem anderen Bein üben. Das Knie sollte durch die Schnellkraft des Fußgelenks immer höher schnellen. Beim Abdrücken **ausatmen.**

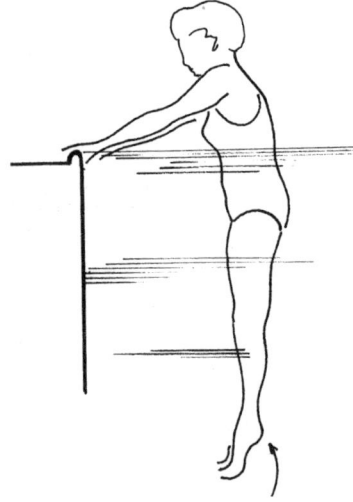

5 Beide Hände aufstützen, die Füße stehen eng beisammen, der Rücken bleibt gerade.

Bewegungsablauf: Die Fersen gleichzeitig und extrem heben, wieder senken, 10–20mal! Immer beim Hochdrücken der Fersen die Bauch- und Sitzmuskeln spannen, »einziehen«, **ausatmen.**

Bei Darmträgheit

So bringen Sie Ihre Verdauung auf Trab

1 Mit geschlossenen Beinen stehen, Hände aufstützen, die Beine sind gestreckt, der Rücken gerade.

Bewegungsablauf: Fersen heben, Knie vordrücken und zugleich die Bauch- und Sitzmuskeln spannen, bewußt **ausatmen.** Wieder zurück in die Ausgangsstellung und tief einatmen. Die Muskelspannung intensiv und anhaltend durchführen.

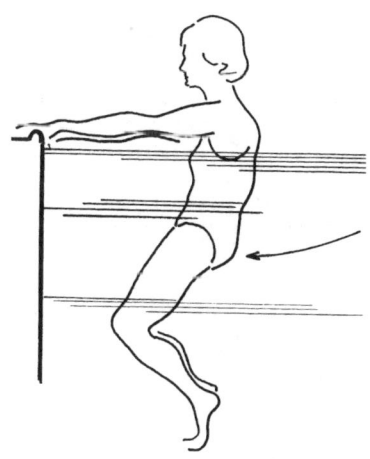

2 Mit der rechten Hand am Bassinrand festhalten, das linke Bein anwinkeln, die linke Hand hält an den Zehen fest.

Bewegungsablauf: Das linke Bein strecken (wollen!), dabei **ausatmen**, im Rücken nach hinten ausweichen. Dann wieder anwinkeln, einatmen, 4mal wiederholen. Ebenso mit dem anderen Bein üben, durch das Beinstrecken den Druck auf die Bauchdecke empfinden.

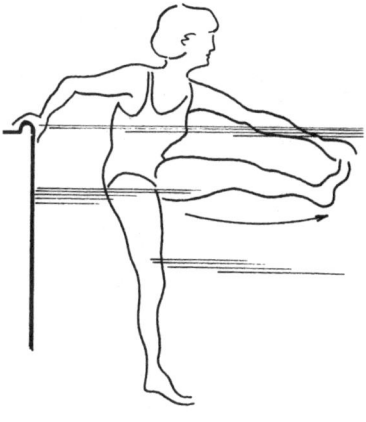

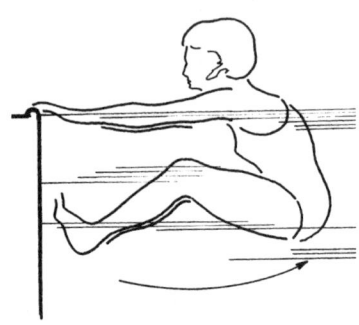

3 Zum Bassinrand gewendet stehen, mit beiden Händen festhalten, die Füße ziemlich hoch an die Wand stemmen.

Bewegungsablauf: Die Beine nun abwechselnd strecken und wieder beugen. Immer beim Beinstrecken **ausatmen** und den Kopf vorsenken. 10mal wiederholen, die Ausatmung bewußt intensiv durchführen.

4 Rücklings am Bassinrand hängen, die Beine zur Wasseroberfläche heben.

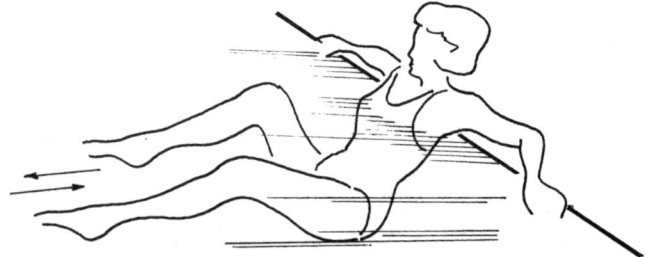

Bewegungsablauf: »Radfahren«, also die Beine abwechselnd beugen und wieder strecken, diesen Wechsel exakt ausführen, also das Bein jedesmal völlig durchstrecken und wieder anwinkeln. Gut 20mal strampeln, ruhig und **gleichmäßig atmen.**

5 Frei im Wasser stehen, die
Arme zur Balance zur Seite
halten.

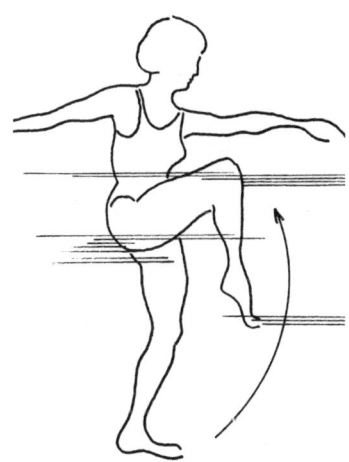

Bewegungsablauf: Das
rechte Knie in Richtung linker
Ellbogen heben, dabei **ausatmen.** Den Fuß wieder auf
den Boden stellen, einatmen.
4mal wiederholen, dann
das linke Knie zum rechten
Ellbogen hochbringen.

Bei Atemnot

Übungen zum »Atem-Schöpfen«

1 Seitstellung, die rechte
Hand stützt auf den Bassinrand, die Füße stehen eng
beisammen.

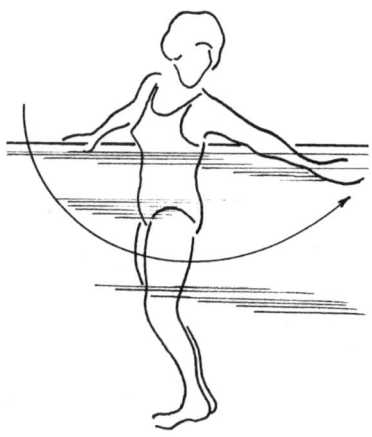

Bewegungsablauf: Linken
Arm hochstrecken, tief einatmen. Dann den Arm vorsen-
ken, energisch nach hinten
durchs Wasser ziehen, Oberkörper vorneigen, **ausatmen.**
Arm wieder heben, Rücken
aufrichten, einatmen. 6–8mal
wiederholen, dann ebenso mit
dem anderen Arm üben.

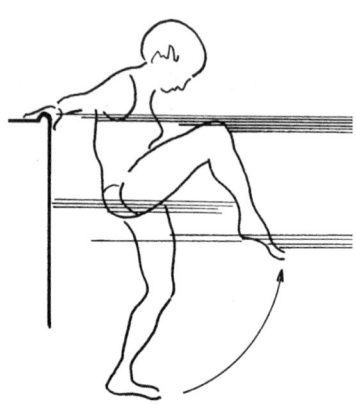

2 Rücklings zum Bassinrand stehen, die Hände seitlich auflegen, die Füße stehen beisammen.

Bewegungsablauf: Rechtes Knie vorn hochheben, Knie anwinkeln, Rückenbereich nach hinten wölben, **ausatmen.** Kopf senken. Fuß wieder auf den Boden stellen, sich aufrichten, einatmen. Je Bein 4mal wiederholen, stets die Ausatmung betont durchführen!

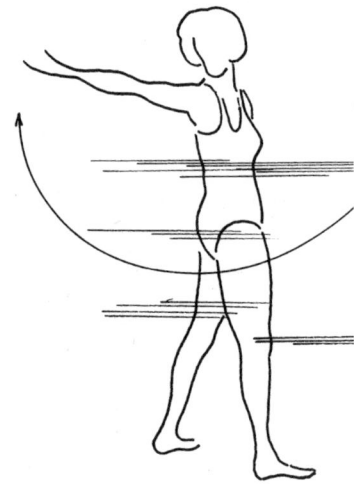

3 Mit breitgestellten Beinen sicher stehen, die linke Hand ans Becken stützen.

Bewegungsablauf: Den rechten Arm mit einer Rechtswendung des Oberkörpers nach hinten drehen, tief einatmen. Dann wieder vorschwingen, die rechte Hand zum linken Bein senken, **ausatmen.** 4mal nach jeder Richtung hin wiederholen.

4 Kleine Schrittstellung, einen
Fuß circa 50 cm vor den
anderen stellen, Arme hochstrecken.

Bewegungsablauf: Arme
vorsenken, beide Hände kräftig durchs Wasser nach hinten
drücken, Oberkörper etwas
vorneigen, **ausatmen.** Sich
wieder bis zur Körper-
streckung aufrichten, Arme
heben, einatmen. 6–8mal wiederholen.

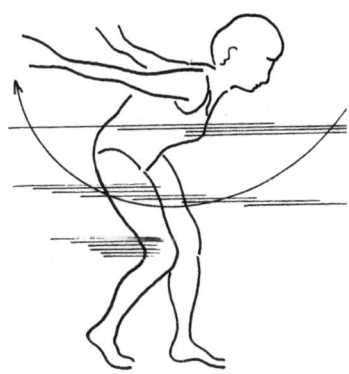

5 Mit geschlossenen Beinen
stehend am Bassinrand festhalten, mit geradem Rücken
stehen.

Bewegungsablauf: In die-
ser aufrechten Körperhaltung
tief einatmen. Dann langsam
die Knie beugen, immer tiefer
gehen, bis der Kopf unter
Wasser kommt, dabei langsam
die Luft ausblasen, **ausatmen.** Wieder auftauchen,
sich strecken, einatmen. Die
Ausatmungsphase lange
durchhalten, sich steigern.

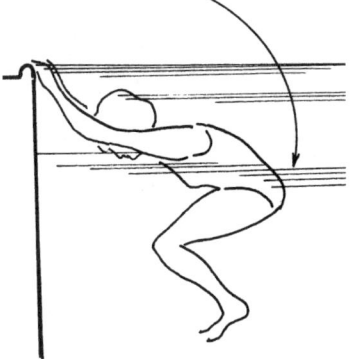

Gymnastik
der Figur zuliebe

Ja, Wassergymnastik korrigiert die Linie, verbessert Ihre Figur. Erinnern Sie sich bitte an den Einleitungstext, an den Sinn des Übens im Wassser (siehe Seite 14)! Die allgemeine Beweglichkeit und damit Freude am Sichbewegen wird angeregt, dank dieser Bewegungsintensität können Fettpolster erst gar nicht »seßhaft« werden. Man spricht viel zu viel vom sogenannten Idealgewicht, gibt Faustregeln entsprechend der Körpergröße an. Doch ist die Sache klar und einfach! Man hat dann das Idealgewicht erreicht, wenn man sich wohl fühlt!

Grobknochig gebaute Menschen müssen einfach mehr wiegen als zartknochige! Auch eine noch so intensive Schlankheitsdiät wird aus Menschen mit gröberen Knochen keine zarten Wesen werden lassen, eher kommt das Grobknochige noch mehr zum Vorschein und – was wesentlich ist: Man wird sich so nicht wohl fühlen.

Wer wiederum über einen zarten Knochenbau verfügt, sollte unter dem Tabellen-Limit bleiben, sonst würde er gar bald rundlich aussehen.

Kurz: Gezielt wirkende Gymnastik, ergänzt durch vernünftige Ernährung, wird Sie zum Idealgewicht führen und es auch möglich machen, dieses Gewicht und die schlanke Figur zu erhalten. Gewiß gelingt dies nicht von heute auf morgen, doch denken Sie daran, daß Gymnastik Spaß macht und Abwechslung ins Badeprogramm bringt. Um so lieber und daher öfter werden Sie diese Schlankheitskur im Wasser nutzen.

Fünf Zielpunkte wurden gewählt, so daß Sie ganz »Ihr« Programm zusammenstellen können:

Beine, Taille, Hüftlinie, Bauchstraffung, Haltung beziehungsweise Brustlinie.

Und zu jedem dieser Zielpunkte nun fünf erprobt wirksame Übungen.

Beine

So straffen Sie auf sanfte Art Ihre Beinmuskulatur

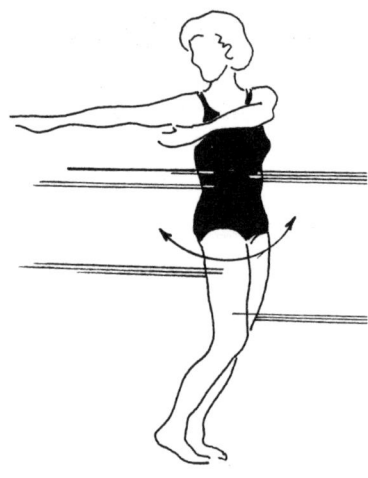

1 Mit geschlossenen Beinen frei im Wasser stehen, die Arme einfach hängen lassen.

Bewegungsablauf: Hüpfend die geschlossenen Füße mal links, dann rechts drehen, die Arme pendeln im Gegenschwung locker mit, damit die Balance leichter fällt. Durch den Wasserauftrieb kann man eine ganze Weile hüpfend verbringen und so die Beine trainieren.

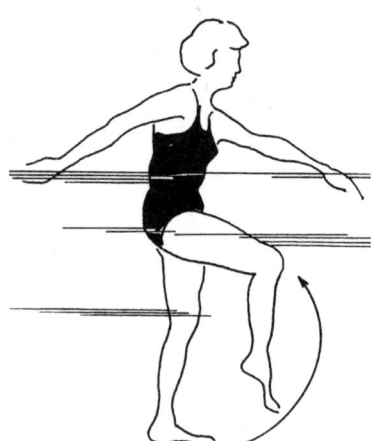

2 Am Bassinrand in ungefähr taillentiefem Wasser stehen.

Bewegungsablauf: Gehen Sie nun mit energischem Knieheben bis zur anderen Seite des Bassins ... und auch wieder zurück. Die Arme energisch mitschwingen, das heißt im Gegenschwung durchs Wasser bewegen. Notfalls kann man auch ausdauernd auf der Stelle »marschieren«.

3 Mit der rechten Hand aufstützen, das linke Knie heben.

Bewegungsablauf: Den
linken Unterschenkel locker,
aber energisch vorschleudern
und wieder nach unten
drücken. Den Oberschenkel
immer höher heben, den
Schwung des Unterschenkels
bis zur Beinstreckung ausführen. Je Bein gut 10mal vorschleudern.

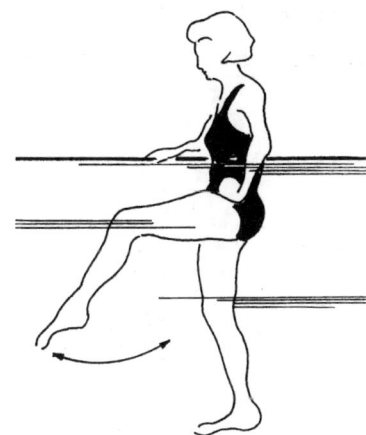

4 Die linke Hand aufstützen,
die rechte Hand liegt auf dem
Beckenrand.

Bewegungsablauf: Das rechte Bein langsam zur Seite heben,
es dann energisch, also unter Muskelspannung, wieder zum anderen
senken. Auf diese Weise besonders die **Innenseiten der
Oberschenkelpartie** straffen. Je Bein 6–8mal wiederholen.

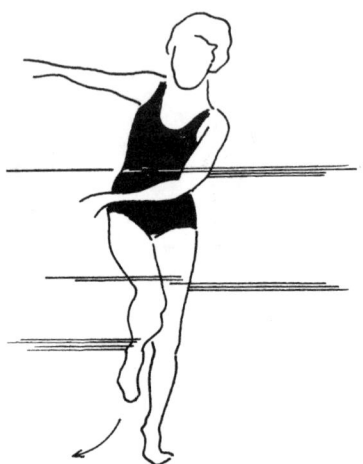

5 Frei im Wasser Aufstellung nehmen, die Arme anfangs einfach neben dem Körper hängen lassen.

Bewegungsablauf: Nur auf einem Bein auf der Stelle hüpfen, nach vier Hüpfern aufs andere wechseln, wieder 4mal hüpfen. In der Folge immer weiter nach der Seite schnellen, so daß die Arme im Gegenschwung mitpendeln. Man kann auch bereits nach zwei Hüpfern das Bein wechseln.

Taille
Schlank und rank um die Taille

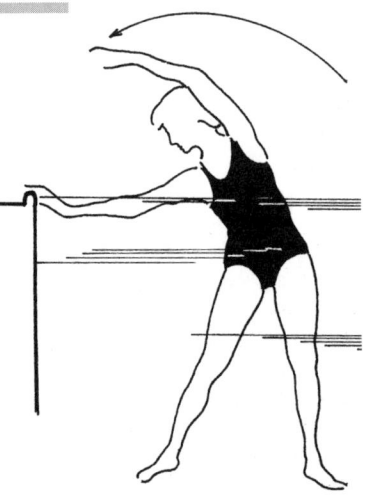

1 Die rechte Hand in Seitstellung zum Bassinrand aufstützen, Beine breitstellen.

Bewegungsablauf: Linken Arm zur Seite heben, den Oberkörper rechts neigen, mit dem linken Arm 2mal nach unten wippen, **ausatmen**. Wieder aufrichten, Arm senken, einatmen. 4mal wiederholen, dann ebenso nach der anderen Seite hin mit dem rechten Arm üben.

2 Seitgestellt die rechte Hand auflegen, die Füße stehen beisammen, linken Arm zur Seite halten.

Bewegungsablauf: Das linke Bein gestreckt vorheben, dann zur Seite führen und dann auf den Boden stellen. Vier bis sechs große Beinkreise beschreiben, dann nach der anderen Seite wechseln, mit dem rechten Bein ebenso groß Kreise ausführen.

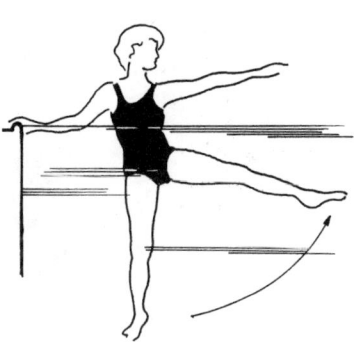

3 Frei im Wasser stehen, die Füße knapp beisammen, die Hände einstützen.

Bewegungsablauf: Beckenkreise ausführen, das heißt, das Becken zur Seite schieben, dann vordrücken, ohne den Bauch vorzudrücken! Anschließend nach der anderen Seite zurück und nach hinten schieben. Nach jeder Richtung herum 4mal, Oberkörper ruhig halten.

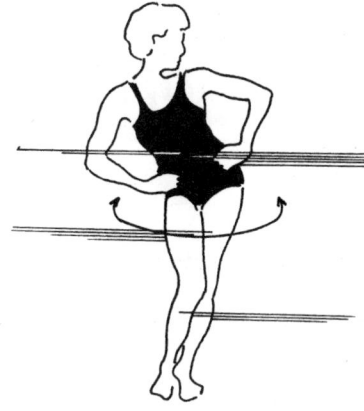

4 Rücklings am Bassinrand hängen, die Beine zur Wasseroberfläche bringen.

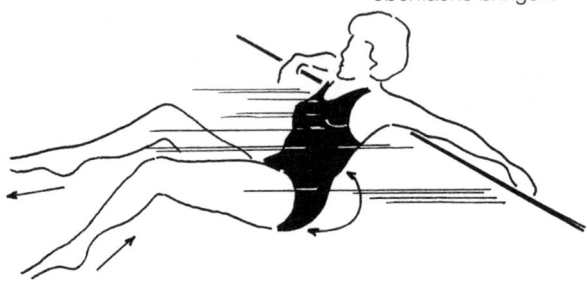

Bewegungsablauf: »Radfahren« ist bereits aus dem Kapitel Bewegungstherapie bekannt. Nun aber nicht nur geradeaus »fahren«, sondern ständig in Kurven, das heißt, das Becken hin und her drehen, 10mal!

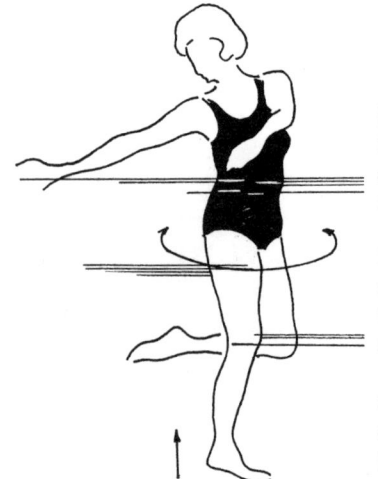

5 Man sucht einen Platz frei im Wasser, nimmt sich nun eine besonders intensive Drehübung für die Taille vor.

Bewegungsablauf: Auf einem Bein auf der Stelle hüpfen, dabei das Becken bewußt energisch hin und her drehen. 10mal auf dem einen, dann ohne Unterbrechung auf dem anderen Bein hüpfen, die Arme pendeln lassen. Intensiv **ausatmen!**

Bauchstraffung
So trainieren Sie Ihr »Bäuchlein« weg

1 Rücklings am Bassinrand hängen, die Knie anhocken.

Bewegungsablauf: Die Beine abwechselnd knapp unter der Wasseroberfläche vorstrecken, dann wieder anwinkeln. Immer beim Anwinkeln der Beine bewußt **ausatmen,** elastisch im Kreuzbereich nach unten nachgeben. 10mal wiederholen.

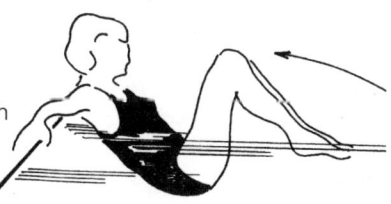

2 Ohne Stütze beziehungsweise Festhalten im Vorwärtsgehen die Knie energisch hochheben.

Bewegungsablauf: Dieses Vorwärtsgehen so ausführen, daß das Knieheben und damit der Druck auf die Bauchdecke besonders wirksam werden kann, also ein sehr rasches Anheben des Beines. Gut 20mal wiederholen. Beim Knieheben, bei der Muskelspannung stets **ausatmen!**

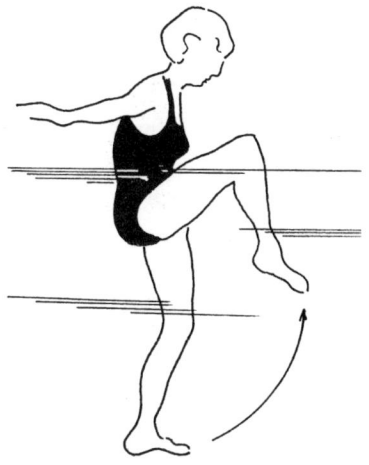

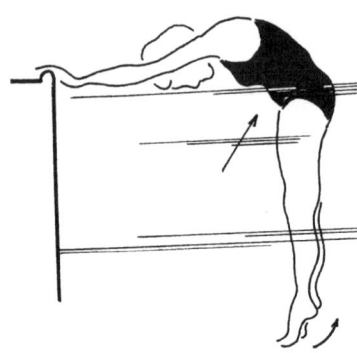

3 Mit geschlossenen Beinen stehen, die Füße sind eng beisammen.

Bewegungsablauf: Durch Spannung der Bauch- und Sitzmuskeln, zugleich Anheben der Fersen den Bauch ruckartig einziehen, Kopf senken, **ausatmen.** Die Spannung circa drei Sekunden anhalten lassen, dann wieder entspannen, Fersen senken. 6–8mal wiederholen.

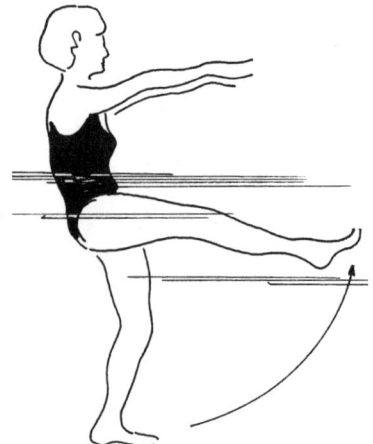

4 Frei im Wasser stehen, die Arme in Brusthöhe vorhalten.

Bewegungsablauf: Rechtes Bein gestreckt heben, hochschwingen, gegen den Wasserwiderstand die Muskelkraft einsetzen. Je Bein 4mal wiederholen. Immer beim Beinheben **ausatmen.** Auch mit ständigem Wechsel der Beine üben, immer höher, sogar aus dem Wasser schwingen wollen.

5 Rücklings am Bassinrand
hängen, die Beine zur Wasseroberfläche anheben.

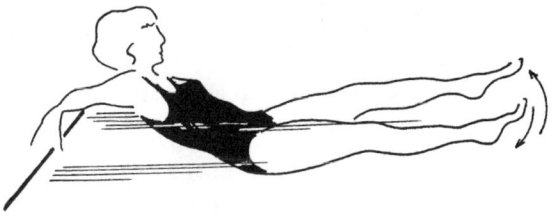

Bewegungsablauf: Beinschlag à la Rückenkraulen ausführen.
Die Beine möglichst gestreckt abwechselnd auf- und abpendeln lassen, **gleichmäßig durchatmen.** Gut 20 Beinschläge zustande bringen, also die Bauch- und auch die Beinmuskeln in Hochform bringen.

Haltung und Brustlinie
So können Sie Ihren Körper straffen

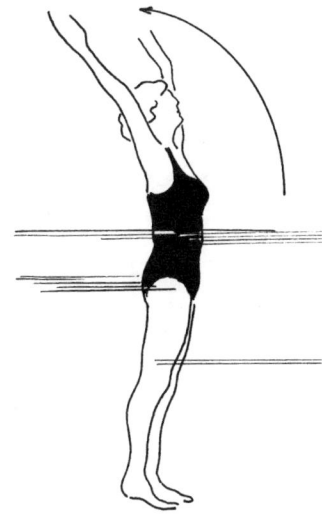

1 Mit geschlossenen Beinen
stehen, die Arme hoch-
strecken, Rücken gerade-
halten.

Bewegungsablauf: Die
Arme 2mal hoch oben nach
hinten wippen, einatmen, den
Rücken strecken, Kopf heben.
Dann die Arme nach vorn fallen lassen, Kopf vorneigen,
Schultern hängen lassen, **ausatmen.** Das Hochrückwippen
der gestreckten Arme betont
ausführen. 10mal wiederholen,
sich von den Beinen bis zu
den Fingern hochstrecken.

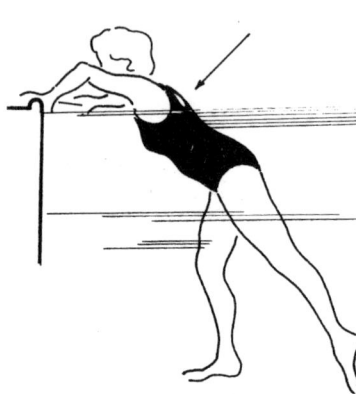

2 In einer Schrittstellung in Richtung Bassinrand stehen, die Arme hängen lassen.

Bewegungsablauf: Gewicht nach vorn verlagern, Hände aufstützen, Arme beugen, Ellbogen nach außen drücken, einatmen. Sich dann energisch vom Bassinrand wegstoßen, wieder in die Ausgangsstellung zurückkehren, **ausatmen.** Nach 4mal die Beinstellung wechseln, weiterüben.

3 Mit leicht vorgeneigtem Oberkörper stehen, einen Arm nach hinten, den anderen nach vorn strecken.

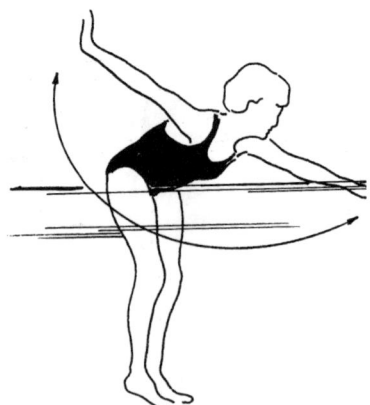

Bewegungsablauf: Die Armhaltung wechseln, indem Sie sie kräftig durchs Wasser ziehen und dabei **ausatmen.** Sich dann aufrichten und die Arme wieder langsam wechseln lassen, einatmen. Das heißt: Immer beim Durchs-Wasserziehen der Arme ausatmen, bei aufgerichtetem Oberkörper einatmen. 8–10mal diesen Armpendelschwung ausführen.

4 Mit geschlossenen Beinen stehen, den Oberkörper etwas vorneigen.

Bewegungsablauf: Beide Arme zuerst von vorn nach hinten zugleich durchs Wasser ziehen, **ausatmen.** Dann den Oberkörper aufrichten, einatmen. Anschließend beide Arme – immer mit den Handflächen gegen das Wasser drücken! – von hinten nach vorn durch das Wasser ziehen, wieder ausatmen. So geht es 4mal zurück und wieder nach vorn.

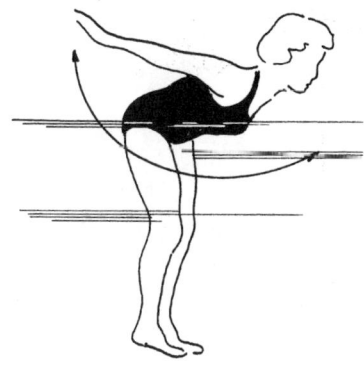

5 Mit der linken Hand den linken Fuß festhalten, die andere Hand liegt auf dem Bassinrand.

Bewegungsablauf: Fuß nicht loslassen, jedoch das Bein nach hinten wegstrecken wollen, also auch die linke Schulter nach hinten drücken, einatmen. Dann die Spannung wieder lösen, ohne den Fuß loszulassen, **ausatmen.** Mit jedem Bein 6–8mal wiederholen.

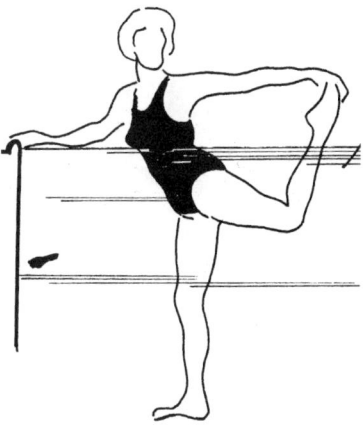

Hüftlinie
Spezielle Übungen für die Hüfte

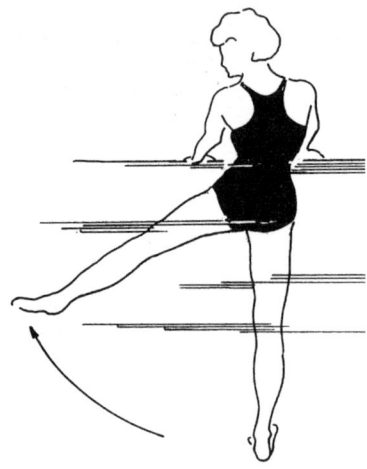

1 Mit beiden Händen aufstützen, die Füße stehen knapp beisammen.

Bewegungsablauf: Das linke Bein abwechselnd seitwärts heben, wieder abstellen, dann rückwärts heben, zum anderen Bein stellen. Immer beim Beinheben einatmen, beim Senken des Beines **ausatmen.** Je Bein 4mal seitwärts und zurück heben.

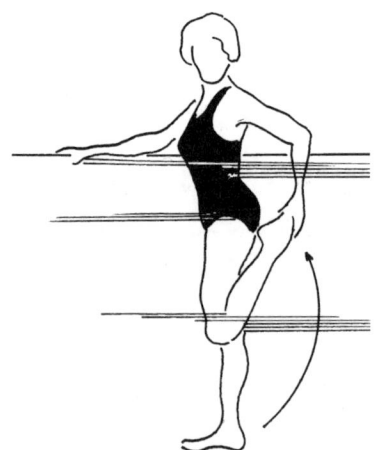

2 Mit der rechten Hand leicht auf den Bassinrand stützen, die linke Hand faßt nach dem hinten hochgeschlagenen Fuß.

Bewegungsablauf: Die linke Ferse ans Gesäß drücken, die Dehnung an der Hüfte, am Oberschenkel fühlen, einatmen. Dann den Fuß loslassen, senken, **ausatmen.** Mit jedem Bein 4mal wiederholen.

3 Mit beiden Händen aufstützen, die Füße stehen knapp
beisammen, der Körper ist
gestreckt.

Bewegungsablauf: Ge-
wicht in Richtung Arme verlagern, Fersen heben, Becken
betont vordrücken, Kopf heben, einatmen. Dann die Fersen wieder zum Boden sen-
ken, Körper in die Ausgangsstellung bringen, **ausatmen.**
6–8mal vorwippen, Becken
extrem vorschieben.

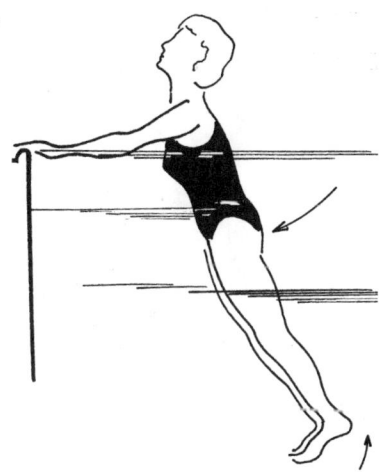

4 Bäuchlings am Bassinrand
hängen, die Beine bis zur
Wasseroberfläche heben,
Arme gestreckt halten.

Bewegungsablauf: Beinschlag à la Brustkraulen ausführen, die
Füße aus dem Wasser drücken wollen, um eine Hüftstreckung
zu erreichen. Während dieser Beinbewegungen gleichmäßig weiter-
atmen, betont **ausatmen.** Gut 20 Beinschläge ausführen.

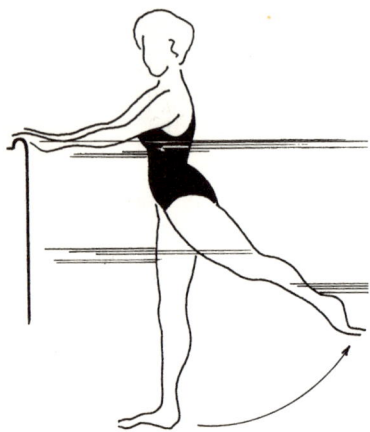

5 Beide Hände aufstützen, die Füße stehen beisammen, der Rücken bleibt gerade.

Bewegungsablauf: Das linke Bein nach hinten heben und 4mal unter exakter Muskelspannung hinten hoch und immer höher wippen, einatmen. Wieder zum Standbein senken, **ausatmen.** 3mal wiederholen, dann ebenso exakt mit dem anderen Bein hoch zurückwippen.

Hilfsgeräte intensivieren die Wirkung

Um ein bißchen Abwechslung ins Übungsprogramm zu bringen, können Sie dazu verschiedene Hilfsgeräte einsetzen, und damit auch eine zusätzliche Steigerung der Gelenkigkeit erzielen.

Wieso Steigerung?

Angenommen, man faßt einen Stab mit beiden Händen und hebt die Arme hoch, verspürt aber, daß nicht beide Schultern gleich elastisch mitmachen. Dann kann es nur von Nutzen sein, wenn der »bessere« Arm den anderen schwungvoll mit- und hochzieht. Würde man ohne dieses Hilfsgerät üben, fiele es gar nicht sogleich auf, daß nicht beide Seiten gleich reagieren.

Oder:

Der Ball wird mit beiden Händen gehalten, soll über den Kopf nach hinten zum Nacken gesenkt werden. Wieder wird der eine Arm den anderen zu mehr Bewegungsintensität anregen.
Außerdem kommt auch der Spieltrieb auf seine Kosten.
Zum Beispiel beim Ball-Hochwerfen, wenn man ihn unter die Wasseroberfläche drückt, um ihn dann plötzlich hochschnellen zu lassen.

Besondere Bedeutung findet die Verwendung von Stab und Ball im Rahmen der **Bewegungstherapie nach Arm- und Schulterverletzungen, nach Brustamputation, bei Haltungsschwächen!** Planen Sie daher Hilfsgeräte ins Übungsprogramm ein, um eine Besserung des Bewegungsumfanges der Gelenke zu erreichen, um drohenden Versteifungen bereits vorzubeugen.

Jede Bewegungsaufgabe sollte man 6–8mal wiederholen; es ist besser, täglich nur zehn Minuten zu üben, als nur selten hin und wieder etwas zu tun. Man übertreibt dann unter Umständen, um Versäumtes nachzuholen.

*

Es bleibt auch ganz Ihrem Einfallsreichtum überlassen, ebenso andere Hilfsgeräte zu verwenden, zum Beispiel eine Luftmatratze, um an ihr hängend mit den Beinen zu strampeln oder auf ihr liegend mit den Armen Schwimmbewegungen zu absolvieren.

Auch ein Partner kann zum »Hilfsgerät« werden, wie dann im folgenden Kapitel gezeigt wird. In jedem Fall geht es um Abwechslung, Steigerung, um mehr Freude am Sichbewegen im Wasser.

Übungen mit Stab

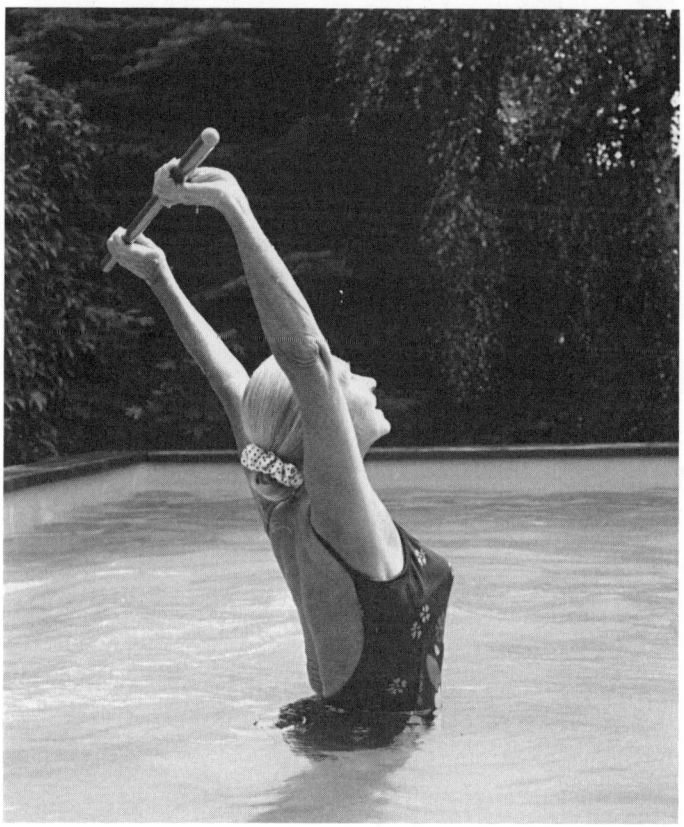

1 Linkes Bein zu einer Schrittstellung vorstellen, Stab mit beiden Händen etwa in Schulterbreite fassen.

Bewegungsablauf: Die gestreckten Arme hochschwingen, Rücken extrem aufrichten, Arme 2mal nach hinten wippen, einatmen. Dann vorsenken, Stab unters Wasser drücken, **ausatmen**. 4mal, dann die Beinstellung wechseln, 4mal weiterüben.

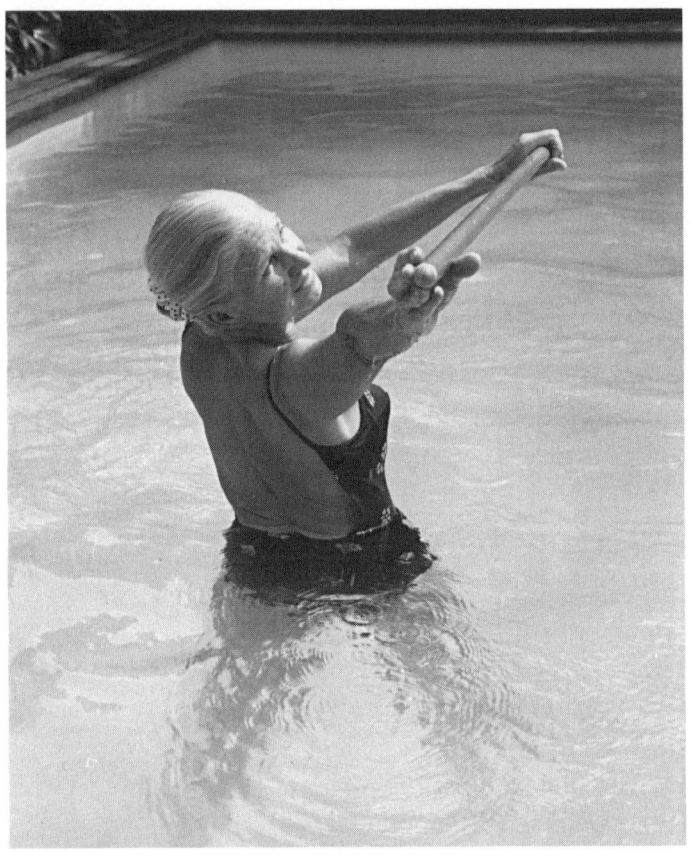

2 Die Beine breitstellen, Stab an den Enden fassen.

Bewegungsablauf: Mit einer Rechtswendung des Oberkörpers den Stab nach hinten drücken, 2mal nachwippen, dabei einatmen. Dann wieder vorschwingen, Arme senken, Stab ins Wassser senken, **ausatmen**. Dann geht es nach links zurück. Je Seite 4mal!

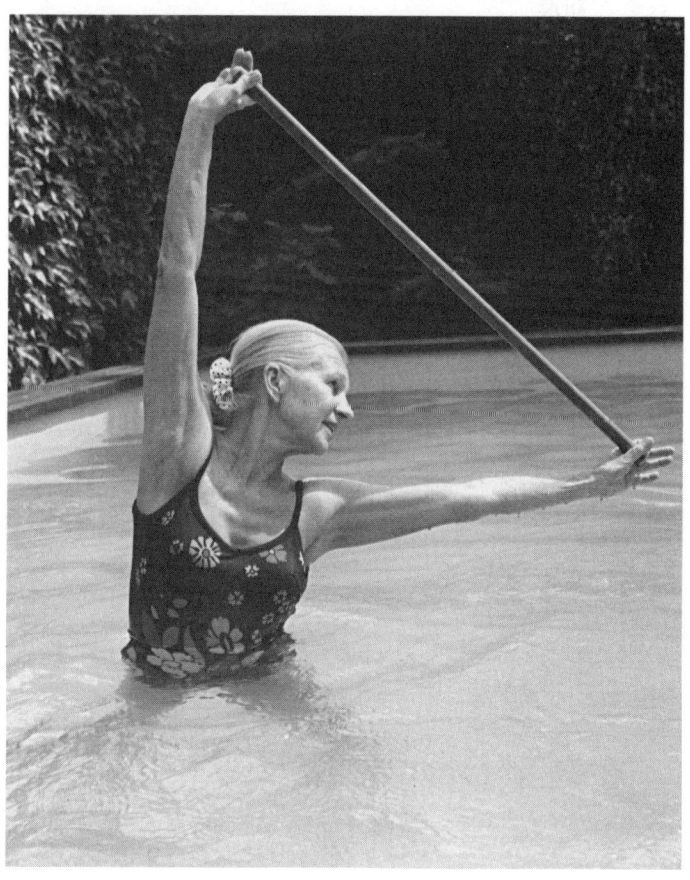

3 Die Beine sind in großer Grätschstellung, Stab außen fassen und hochhalten.

Bewegungsablauf: Oberkörper links neigen, mit der linken Hand nach unten ziehen, die Arme gestreckt halten, **ausatmen**. Wieder bis zur Mitte, zur Körperstreckung aufrichten, einatmen. Dann nach der anderen Seite hin neigen, wieder ausatmen. Gut 8mal wiederholen.

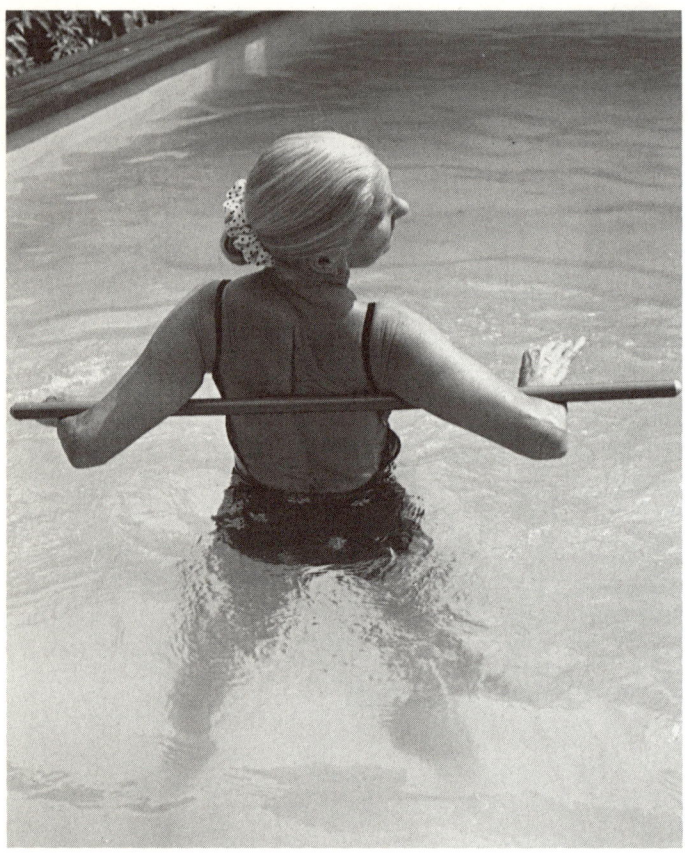

4 Sicher auf breitgestellten Beinen stehen, den Stab hinterm Rücken in den Ellbogen einhaken.

Bewegungsablauf: Oberkörper rechts wenden, 2mal nach hinten wippen, einatmen. Dann geht's nach links zurück, wieder nachwippen. Die Schultern nach hinten gedrückt; den Rücken stets gerade halten.

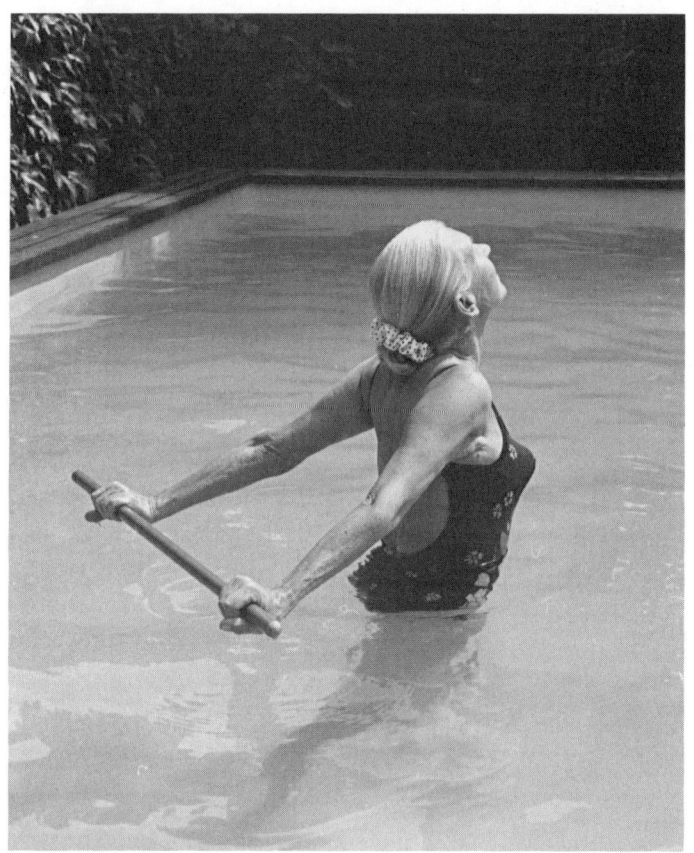

5 Anfangs mit geschlossenen Beinen stehen, den Stab hinter dem Körper halten.

Bewegungsablauf: Die gestreckten Arme heben, zugleich mit einem Bein einen Schritt vorwärts machen, sich noch mehr strecken, einatmen. Fuß wieder zurückholen, Arme senken, **ausatmen**. 4mal je Bein wiederholen.

Übungen mit Ball

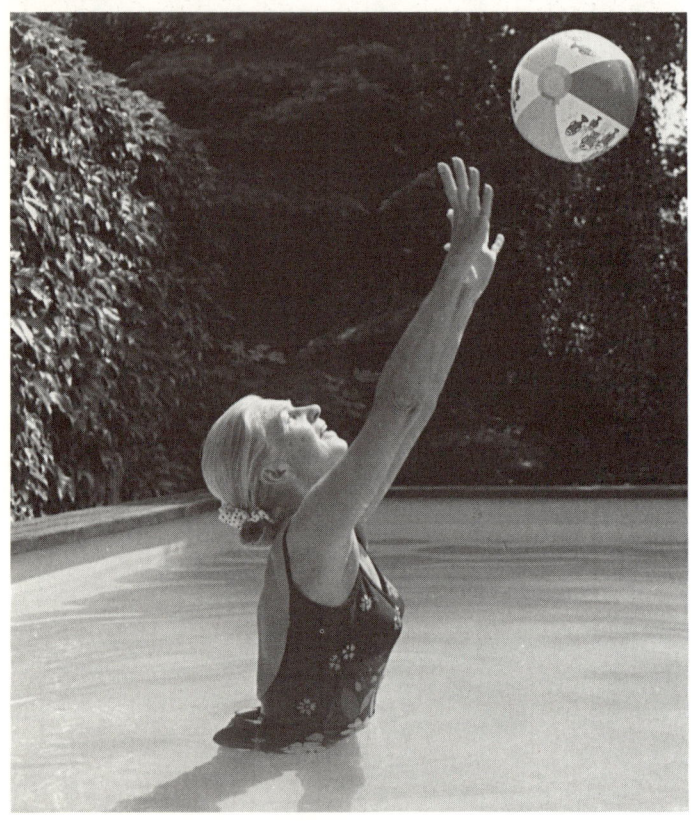

1 Ball mit beiden Händen festhalten, die Beine sollen »startbereit« sein, um dem wegfliegenden Ball nacheilen zu können.

Bewegungsablauf: Ball hochstoßen und wieder fangen, den Körper extrem strecken, sich einfach dem wegfliegenden Ball nachstrecken, ihn in jedem Fall fangen wollen. Öfter wiederholen.

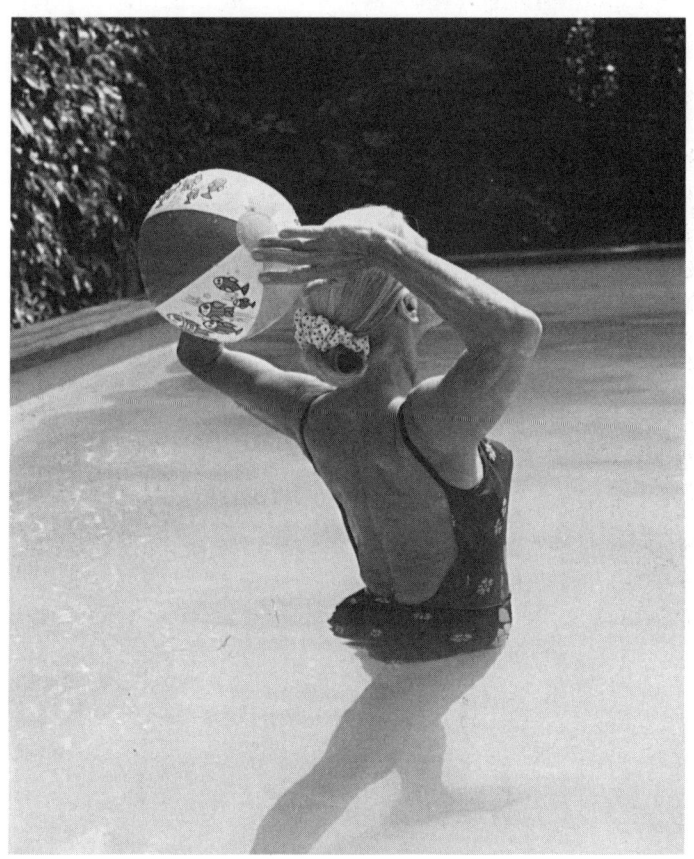

2 Ball vor dem Körper mit beiden Händen fassen.

Bewegungsablauf: Mit Schwung den Ball über den Kopf nach hinten senken, zugleich einen Schritt vorwärts machen, einatmen. Ball wieder vorsenken, unter die Wasseroberfläche drücken, **ausatmen**. Dann wieder hoch zurückschwingen, nächsten Schritt vorwärts machen. 8mal!

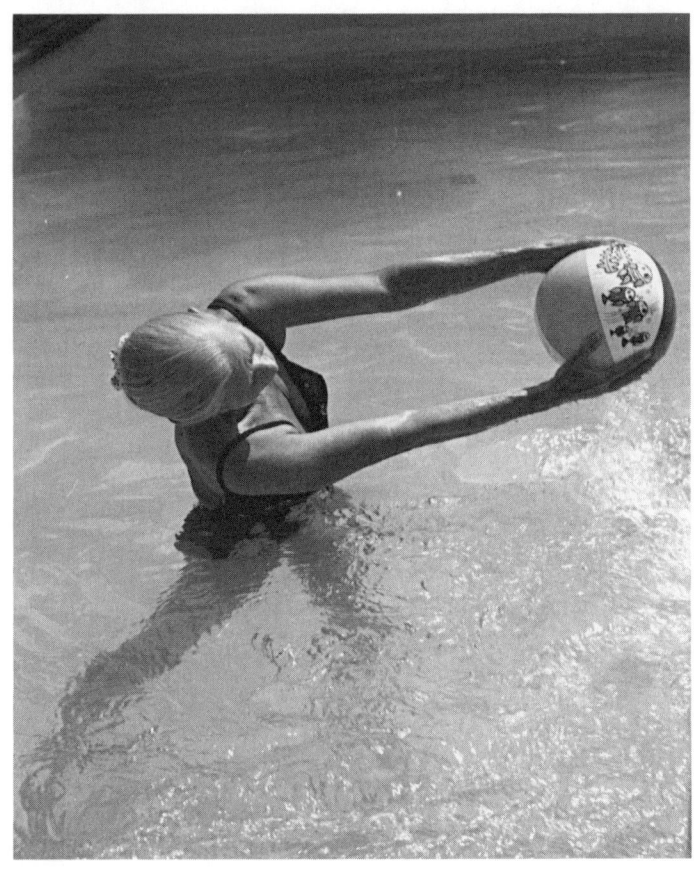

3 Sicher auf breitgestellten Beinen stehen, den Ball bei gestreckten Armen nach links halten.

Bewegungsablauf: Arme senken, den Ball unter der Wasser-oberfläche nach rechts durchziehen, ausatmen. Sich wieder aufrichten, einatmen. Dann geht's nach links zurück. 8mal hin und her schwingen.

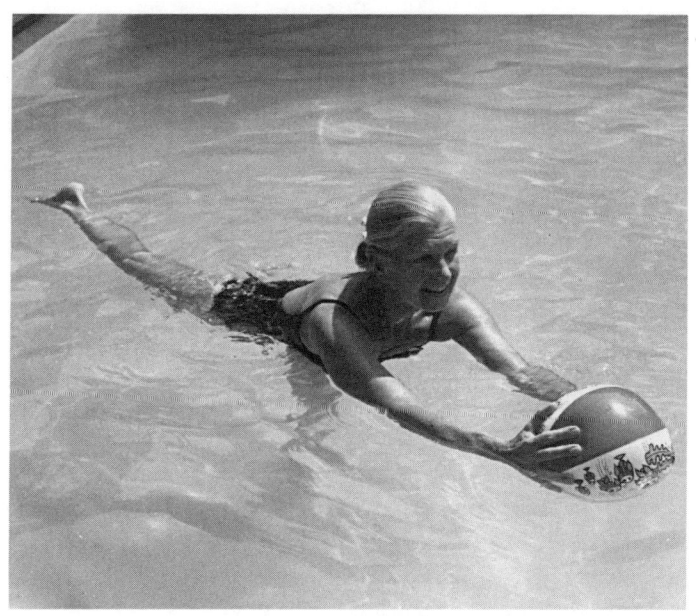

4 Auf einem Bein stehen, den Oberkörper flach zum Wasser senken, Ball vorhalten.

Bewegungsablauf: Das andere Bein nach hinten strecken, und nun auf einem Bein vorwärts hüpfen. 10mal wegschnellen, dann die Beinhaltung wechseln, weiterhüpfen. Je tiefer das Wasser, um so größer ist die Entlastung des hüpfenden Beines durch den Auftrieb des Wassers!

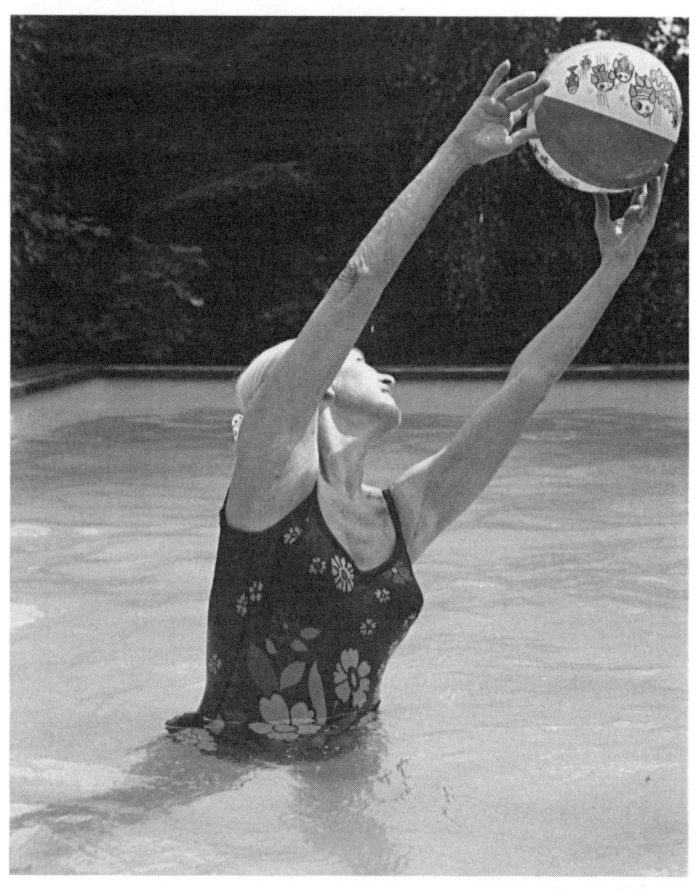

5 Die Beine breitstellen, den Ball nach links hochgestreckt halten .

Bewegungsablauf: Die Arme senken und den Ball von links nach rechts durchschwingen. Dabei ins Wasser tauchen, den Widerstand überwinden, ausatmen. So geht es 10mal hin und her.

Zu zweit Kondition tanken

Das Schwimmbecken als Trimmbecken?

Ja, denn es ist erwiesen, daß ein Körpertraining im Wasser ganz ausgezeichnet dazu beiträgt, die Leistungsfähigkeit zu steigern. Sowohl das Erlernen als auch die Erfolgssteigerung in jeder Sportart sind eher erreichbar, wenn man über die erforderliche Kondition verfügt. Zugegeben, es macht mehr Spaß, wenn man zu zweit und auf recht vergnügte Weise dieses Training absolviert. Durch Schwimmen allein würden nicht alle Muskeln und Gelenke ausreichend aktiviert, trainiert werden. So werden Tennisspieler primär die Arm- und Schulterpartien üben und die Wendigkeit steigern wollen; Wintersportler gezielt die Beine kräftigen und die Kniegelenke elastisch machen wollen; Reiter und Golfer an ihrer Haltung arbeiten wollen usw., um nur einige Sportarten zu erwähnen.

Und weshalb gerade zu zweit?

1. Ist es motivierend, wenn der andere uns lobt, eventuell auch Tips zum Bessermachen gibt

2. Können manche Übungen überhaupt erst mit Hilfe des Partners ausgeführt werden

3. Wird dieser gemeinsame Spaß am Sport zur nützlichen Freizeitgestaltung, zur Verbindung gleicher Interessen. Zudem hält man länger durch, wenn man nicht allein trainiert

Kurz: Nutzen Sie gleich den nächsten Aufenthalt im Wasser zum Konditionstraining!

Zur Ergänzung eignen sich als **Ausdauertraining** hervorragend alle Lauf- und Ballspiele im Wasser, denn – wie bereits bekannt! – bietet das Wasser Widerstand; man wird daher auch während des Spielens und Laufens ganz gezielt und optimal die Bein- und Bauchmuskeln stärken, vor allem auch die Atmung intensivieren. Der richtige Einsatz der Atmungstechnik ist das »A« und »O« im Sporterfolg. Durch eben dieses Training im Wasser können Leistungsfähigkeit und Ausdauer bedeutend gesteigert werden.

*

Selbstverständlich muß es nicht unbedingt ein SIE + ER-Training sein. Gleichgesinnte Sportler, ja ganze Trainingsgruppen können von diesen Anregungen profitieren. Gewiß sind die größeren und stärkeren etwas im Vorteil, haben bei einigen Übungen weniger Wasserwiderstand zu überwinden. Doch sportlich verstandene Rücksichtnahme macht auch dann ein Erfolgstraining möglich.

Um die Übungstexte zu vereinfachen, wird SIE stets mit **A,** ER mit **B** bezeichnet. Und auch der wichtige Hinweis auf den Einsatz der Atmungstechnik darf nicht fehlen.

*

Übrigens: Alle hier gezeigten Trainingstips können auch »an Land« zum Vorteil geübt werden, nur: Es fehlt am Wasserwiderstand, dadurch an der Mehrleistung der Muskeln und Gelenke, des gesamten Herz-Kreislauf-Systems – und auch am Bewegungsspaß im Wasser!

∎ Tiefatmung + Schulterlockerung

Rücken zu Rücken mit etwa
1 m Abstand stehen, **A** (weil
kleiner!) Beine zu, **B** in großer
Grätschstellung, Arme hängen
lassen, Handfassung.

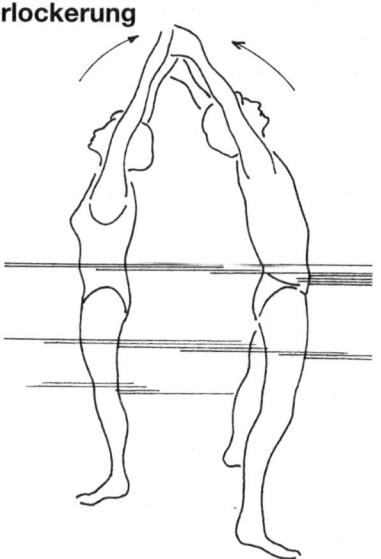

Bewegungsablauf: Arme
gestreckt zur Seite hoch heben, die Hände sollen oben
einander berühren, Körperstreckung, tief einatmen. Arme
wieder senken, Schultern
lockern, **ausatmen.** 4–6mal
wiederholen.

∎ Stütz- und Sprungkraft

A mit breitgestellten Beinen
sicher stehen, Oberkörper
vorneigen, Hände auf den
Knien abstützen.

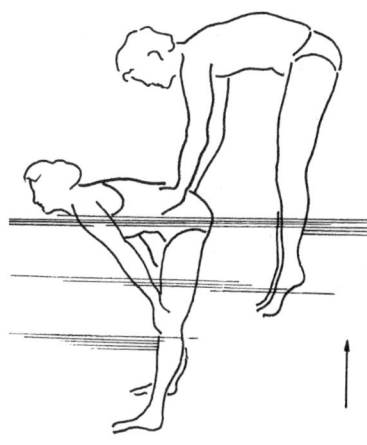

Bewegungsablauf:
B steht hinter dem Partner,
stützt beide Hände auf dessen
Becken, schnellt beidbeinig
hoch, versucht, mit dem
Becken über die Wasseroberfläche zu kommen. 6–8mal
wiederholen, immer noch
höher wollen, länger im Stütz
verbleiben. Dann »Rollen-
tausch«! Immer beim Hoch-
schnellen **ausatmen!**

3 Körperstreckung + Haltungskorrektur

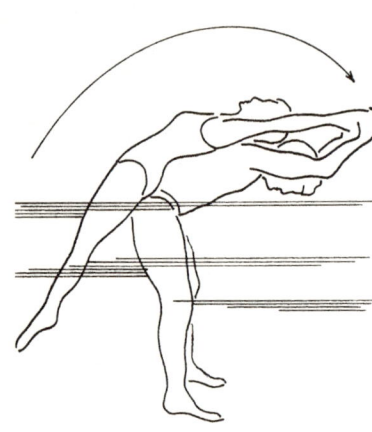

Rücken zu Rücken stehen, **B** mit gegrätschten Beinen, **A** läßt die Beine zusammen, Arme hochstrecken, Handfassung.

Bewegungsablauf: **B** neigt sich langsam nach vorn, zieht dadurch **A** zur totalen Körperstreckung; **A** liegt auf dem Rücken von **B,** der in dieser Phase **ausatmet.** Langsam wieder zurück in die Ausgangsstellung, 4mal wiederholen. Wenn möglich (Frage des Körpergewichts!), kommt nun der andere zur Körperstreckung dran.

4 Training aller Muskeln

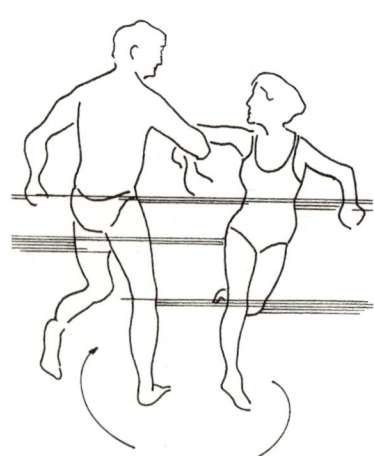

Mit dem linken Arm einhaken, mit möglichst großem Abstand voneinander Aufstellung nehmen.

Bewegungsablauf: Gegen den Wasserwiderstand rundherum gehen, zu immer rascherem Laufen steigern, der »freie« Arm hilft nach, indem er gegen das Wasser drückt. Bevor man schwindlig wird, Richtungswechsel! Immer wieder kräftig und bewußt **ausatmen**.

5 Hüftstreckung

A hält sich mit beiden Händen am Bassinrand fest,
die Arme sollen gestreckt, der Oberkörper
waagrecht sein.

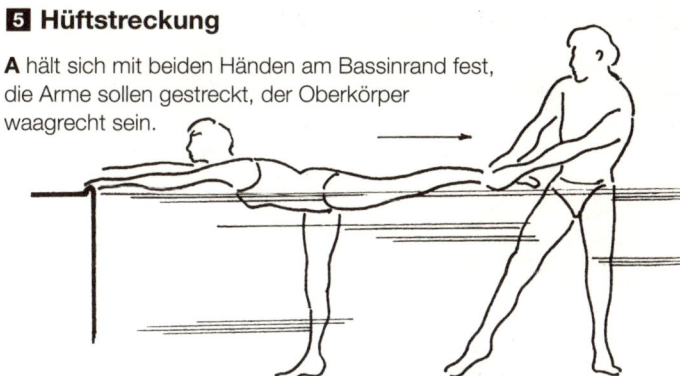

Bewegungsablauf: Ein Bein nach hinten hoben, **B** faßt am Fußgelenk und zieht das Bein lang (Passiv-Stretching!), verharrt circa
3 Sekunden, dann loslassen. Das andere Bein kommt an die Reihe
beziehungsweise die andere Hüftseite. Je Bein 2mal wiederholen,
dann Rollentausch. Der Ziehende soll während seines Muskeleinsat-
zes **ausatmen.**

6 Arm- und Beintraining

Einander gegenüber
stehen, die Handflächen
aneinander legen,
große Schritt-Stellung.

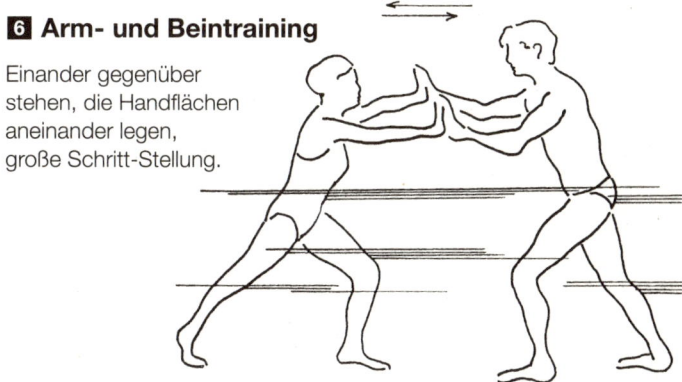

Bewegungsablauf: Unter Einsatz der Arm-, Schulter- und Beinmuskeln den Partner von der Stelle drücken wollen, intensiv **ausatmen!** Nach 3 Sekunden Kraftanstrengung unterbrechen, wiederholen, auch mal das andere Bein vorstellen.

7 Schnellkraft der Beine

Hintereinander stehen, **B** hält das rechte Bein nach hinten hoch,
A faßt an dessen Fußgelenk.

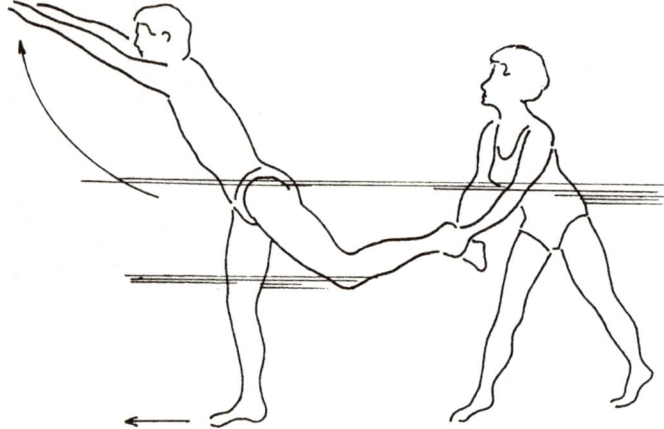

Bewegungsablauf: **B** soll vorwärtshüpfen, auf einem Bein wegschnellen, die Arme zugleich energisch nach vorn schwingen. **A** gibt
etwas Widerstand, hält **B** auf der Stelle fest. Nach 10mal Wegschnellen Beinwechsel. Immer beim Krafteinsatz **ausatmen.** Dann Rollentausch!

🎱 Training der Rückenmuskeln

A stützt beide Hände auf den Bassinrand, streckt das rechte Bein nach hinten, **B** hält am Fuß fest.

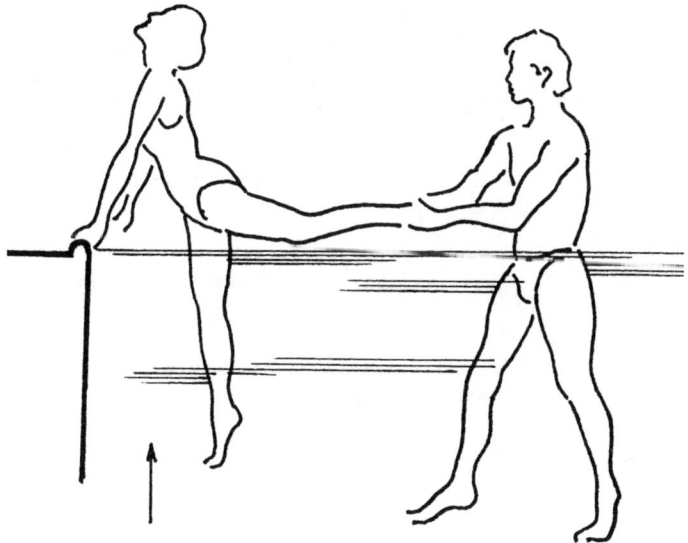

Bewegungsablauf:
A schnellt hoch, streckt die Arme energisch durch und drückt den Oberkörper etwas nach hinten, dabei kräftig **ausatmen. B** hebt am Bein leicht hoch. Dieses Wegschnellen 4mal wiederholen, ebenso mit dem anderen Bein üben, dann Rollentausch!

9 Dehnung der Körperseite (Side-Stretching)

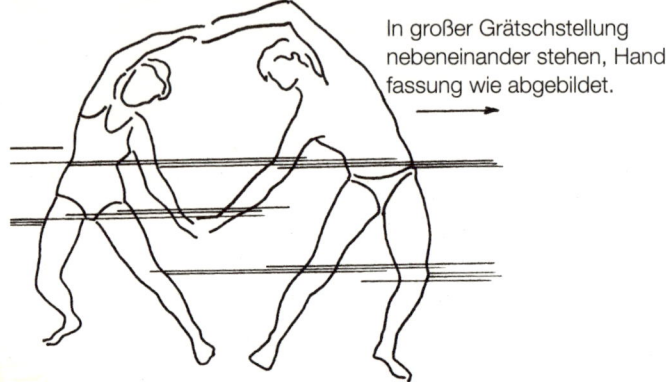

In großer Grätschstellung nebeneinander stehen, Handfassung wie abgebildet.

Bewegungsablauf: Das Körpergewicht nach außen verlagern, den gehobenen Arm überm Kopf bis zur Streckung bringen (wollen!), die Dehnwirkung an der Außenseite spüren, 3 Sekunden verharren, **ausatmen.** Wieder zurück in die Ausgangsposition, entspannen, 4mal wiederholen, dann Richtungswechsel!

10 Spaß an der Leistung

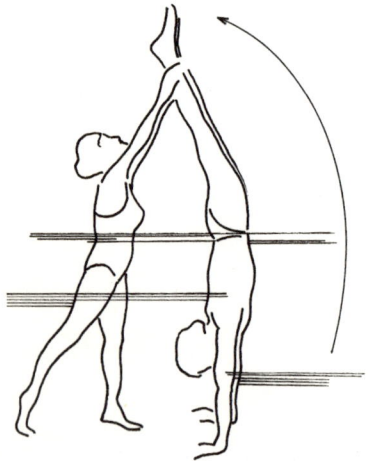

B geht auf »Tauchstation«, stützt beide Hände auf den Boden, **A** ist bereit zur Hilfestellung.

Bewegungsablauf: **B** versucht einen Handstand, streckt beide Beine hoch, **A** hilft durch Hochziehen und Festhalten ein bißchen an den Beinen nach, **B** muß anhaltend **ausatmen.** Wieder »abbauen«, dann kommt Rollentausch! Kein Problem, es auch ohne Nachhilfe zu probieren!

Wassergymnastik
für werdende Mütter

Es wurde bereits im Einführungstext dieses Buches betont, wie sehr Gymnastik im Wasser besonders für die »Monate ohne Taille« empfehlenswert ist. Erkundigen Sie sich, werte Leserin, ob es nicht auch in »Ihrem« Hallenbad eigens für werdende Mütter reservierte Badezeiten gibt, ob dann eine Fachkraft anwesend sein wird, die Ihnen und den anderen interessierten Damen diese Art Gymnastik vermitteln kann. Sollte dies nicht der Fall sein, so können Sie zum Glück anhand dieser hier vorgeschlagenen Anregungen auch allein Gymnastik im Wasser ausführen, Übungen machen, die gerade jetzt zum Vorteil wirken. Wir bringen nochmals in Erinnerung!

Sinn speziell dieser Gymnastik ist es:

1. Die Atmungstechnik zu verbessern, dem Körper mehr Sauerstoff zuzuführen, was auch dem werdenden Kind zugute kommt

2. Die Muskeln auf sanfte Weise zu festigen und sie elastisch zu halten

3. Verkrampfte Muskeln (z. B. im Kreuzbereich!) und steife Gelenke zu lösen beziehungsweise zu lockern

4. Die Durchblutung im Körper anzuregen

5. Die Massagewirkung des Wassers auf den ganzen Körper wirken zu lassen

6. Sich die Freude an der Bewegung zu erhalten

Gründe genug, um die Wohltat der Wassergymnastik während der Schwangerschaft zu nutzen. Platz dafür findet man im kleinsten

Swimming-Pool, aber auch am ruhigen Badestrand. Doch sollte das Wasser eine angenehme Temperatur haben, denn im Kühlen macht es wenig Spaß; man friert, die Muskeln und Gelenke sind eher inaktiv. Eine Verkühlung oder Erkältung wären gerade jetzt nicht willkommen.

Um das Badevergnügen auch dann noch gern zu erleben, gibt es besonders gut geschnittene Badeanzüge, die »mitwachsen« und durch einen hochelastischen Leibteil eine leichte Stütze bieten. (Anita-Modelle; im Fachhandel erfragen.)

Wo liegen nun die kritischen Punkte
... die während der Schwangerschaft mitunter zu schaffen machen?

Es sind dies:
Belastungsschmerzen im Kreuzbereich, Anschwellen der Beine, Venenstau, Erschlaffen der Bauch- und Oberschenkelmuskeln, auch der Sitzmuskeln.

Erreicht soll werden:
eine intensive Atmung, Straffung der Rücken- und Brustmuskeln, Erhaltung der Bewegungssicherheit und -freude, Beseitigung beziehungsweise Vorbeugung der oben erwähnten Belastungspunkte.

Man möchte die Schwangerschaft tief erleben, sogar genießen können, nach der Entbindung bald wieder auf den Beinen sein. Sinnvolle Gymnastik kann viel dazu beitragen!

Wir wählen ein paar einfache Übungen aus, die man ohne Bedenken allein ausführen darf. Befragen Sie Ihren Arzt, er wird gewiß Ihre Aktivität begrüßen, diese Wassergymnastik bis zum siebten Schwangerschaftsmonat empfehlen. Nach der Entbindung kann bereits ab dem zweiten Monat wieder damit begonnen werden, jedenfalls sobald die Blutung beendet ist.

Es empfiehlt sich, nicht nur Ihren »Problempunkt« durch Wassergymnastik beheben zu wollen, sondern bereits vorbeugend auch die anderen Übungen auszuführen, damit es erst gar nicht zu weiteren Belastungen kommen kann. Und – wie immer empfohlen – jeden Bewegungsablauf konzentriert und wiederholt ausführen, auf die Atmungshinweise achten! Um so größer ist die Wirkung, Ihr Erfolg.

1 Kreuz-Entspannung

Mit etwas Abstand zum Bassinrand stehen, beide Hände aufstützen, die Füße stehen beisammen.

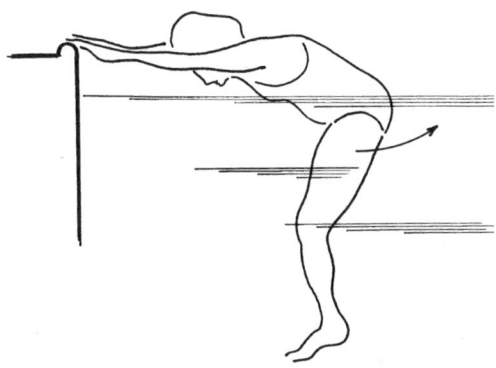

Bewegungsablauf: In den Kniegelenken locker nachgeben, zugleich das Becken nach unten senken, den Oberkörper vorneigen, Rücken rund machen, Kopf senken, **ausatmen.** Sich langsam wieder aufrichten, den Rücken strecken, tief einatmen. 6–8mal wiederholen.

2 Straffung der Bauchmuskeln

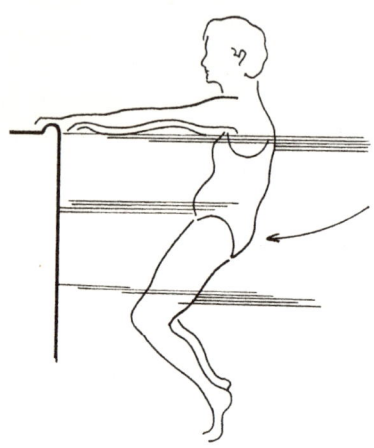

Mit geschlossenen Beinen stehen, die Hände aufstützen.

Bewegungsablauf: Die Knie vordrücken, zugleich die Fersen heben, bewußt die Bauch- und auch die Sitzmuskulatur einziehen, also spannen, intensiv und anhaltend **ausatmen.** Wieder aufrichten, Fersen senken, einatmen. 6–8mal üben, auf die Spannung der Muskeln achten!

3 Lockerung der Hüftgelenke

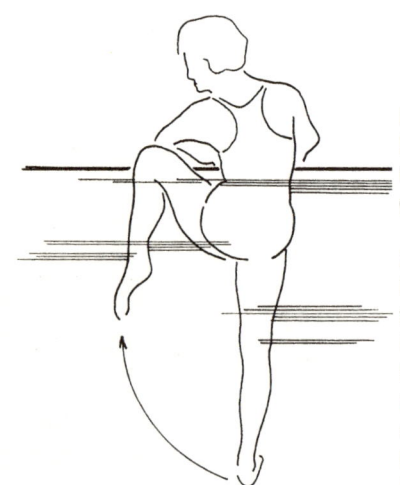

Die Hände liegen auf dem Bassinrand, die Füße stehen beisammen, der Rücken ist gerade.

Bewegungsablauf: Das linke Knie nach außen gerichtet heben, elastisch im Hüftgelenk nachgeben, bis zur linken Schulter anheben wollen, **ausatmen.** Dann den Fuß wieder abstellen, 4mal wiederholen, ebenso auch mit dem anderen Bein üben.

4 Straffung der Sitzmuskeln

Die Füße stehen beisammen, die Hände aufstützen, der Rücken soll gerade bleiben.

Bewegungsablauf: Den linken Unterschenkel gegen den Wasserwiderstand hinten hochklappen, die Ferse in Richtung Sitzfläche kippen, dabei **ausatmen.** Den Fuß wieder zum anderen stellen, einatmen. Je Bein 10mal wiederholen, die Muskelspannung empfinden.

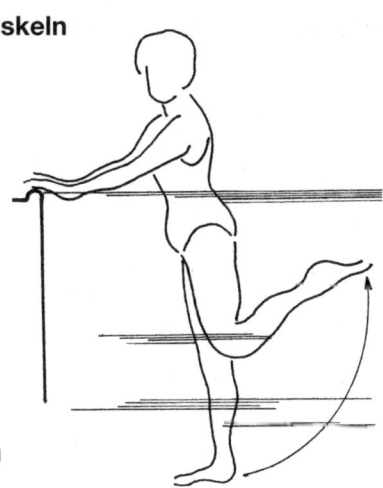

5 Kräftigung der Rücken- und Brustmuskeln

In Schrittstellung einen Fuß etwa einen halben Meter vor den anderen stellen, die Arme vorstrecken.

Bewegungsablauf: Die Arme senken, ins Wasser tauchen und beide Handflächen kräftig nach hinten durchziehen, dabei intensiv **ausatmen,** elastisch in den Knien nachgeben. Wieder aufrichten, Arme vorheben, einatmen. Gut 8–10mal wiederholen.

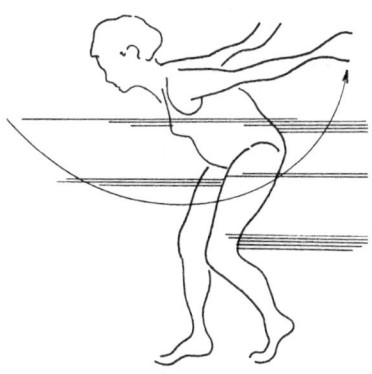

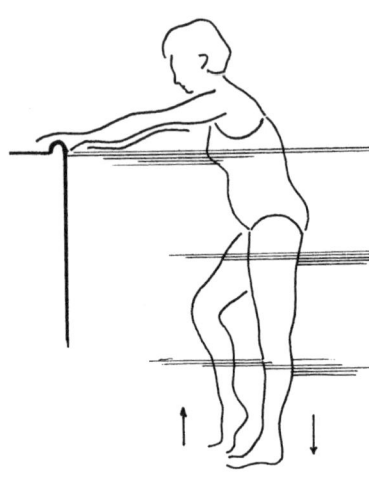

6 Den Beinen zuliebe

Die Hände aufstützen, die Füße stehen knapp nebeneinander, die Arme etwas belasten.

Bewegungsablauf: Die Fersen abwechselnd heben und senken, beim Fersenheben auch im Kniegelenk nach vorn bewegen, also von den Fußgelenken bis hoch zu den Oberschenkeln elastisch nachgeben. Gut 20mal auf und ab bewegen. Regelmäßig **ausatmen.**

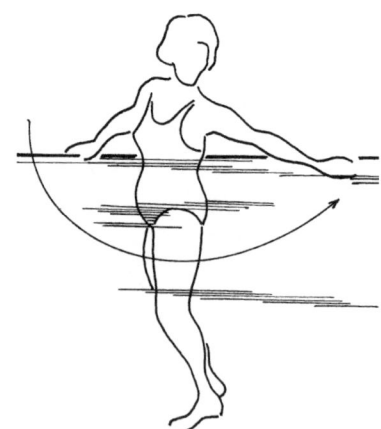

7 Intensiv-Atmung

Die rechte Hand liegt auf dem Bassinrand, den anderen Arm in Brusthöhe vorhalten.

Bewegungsablauf: Den linken Arm senken und nach hinten durchs Wasser ziehen, dabei die Handfläche gegen den Widerstand drücken, dem Arm nachblicken, **ausatmen.** Arm wieder zurückholen, einatmen. 4mal je Arm üben, die Ausatmungsphase besonders beachten.

8 Bewegungssicherheit

Im ungefähr taillentiefen Wasser stehen, am Rand des Bassins starten.

Bewegungsablauf: Vorwärts gehen, dabei die Knie heben und die Arme locker im Gegenschwung pendeln lassen. Bei Unsicherheit anfangs mit einer Hand am Rand abstützen oder auf der Stelle gehen, eine Weile mit viel Schwung und Körperbeherrschung »marschieren«, bei jedem zweiten Schritt beziehungsweise Knieheben **ausatmen.**

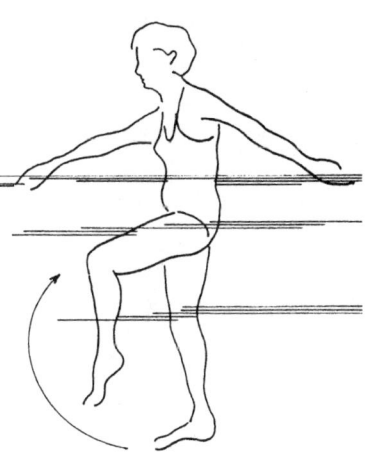

Gymnastik
in der Badewanne

Im Sinne von Bewegungstherapie kann sehr wohl auch gezielt im warmen Badewannen-Wasser geübt werden. Bedenken Sie nur die Vorteile, die man hier gleichzeitig nutzen kann. Erstens hat man Zeit und auch Ruhe, sich mit dieser Therapie zu beschäftigen. Zudem hat das Wasser die Temperatur, die gerade zum Üben ohne Kreislaufbelastung empfohlen wird. Dazu kommt noch, daß man geschützt durch die Haltevorrichtung am oberen Wannenrand keine Angst vorm »Untergehen« haben muß (auch eine Badewanneneinlage ist hilfreich), daß niemand im Weg steht und – nicht zuletzt – auch ein bisher recht Ungeübter es mit dieser Therapie versuchen kann.

Es ist so angenehm und entspannend, erholsam, sich nach einem Tag voller Streß ins warme Naß zu legen. Nutzen Sie diese wertvolle Zeit der nervlichen Entspannung auch zum körperlichen Wohlbefinden, zur Aktivierung der Gelenke.

*

Sie finden hier eine Auswahl erprobter Übungen mit jeweils dem vorangestellten Hinweis, wofür eben jene Bewegung nutzt, worauf man dabei achten soll. Und nun: Viel Spaß beim Üben in der Badewanne!

1 Macht die Fußgelenke geschmeidig!

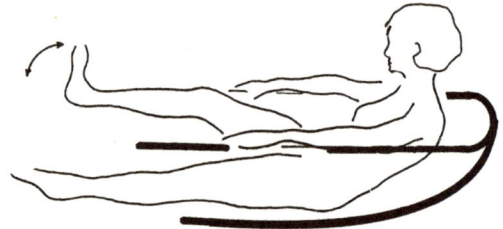

Entspannt in der Badewanne liegen, die Arme ruhen auf dem Wannenrand. Nun ein Bein locker heben und den Fuß langsam auf und ab kippen, die Ferse betont vordrücken. 10mal kippen, dann ebenso exakt und langsam mit dem anderen Fuß üben.

2 Regt die Zirkulation im Bein an!

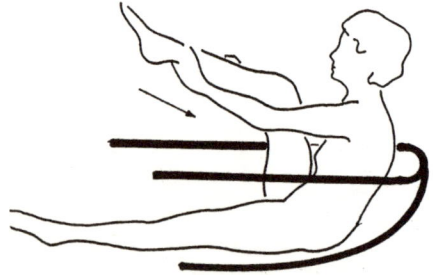

Ein Bein leicht angewinkelt hochhalten, und nun eine Art Massage auf den Wadenmuskel wirken lassen. Die Hände streichen unter leichtem Druck von der Ferse aufwärts zur Kniekehle, eine Hand löst die andere ab. Je Bein 4mal wiederholen.

3 Vertreibt Stau in den Venen!

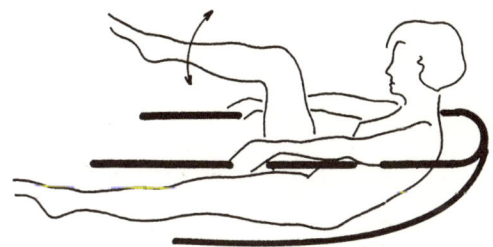

Bequem angelehnt liegen, ein Bein anwinkeln, und nun den Unterschenkel 10mal locker hochschleudern und wieder fallen lassen. Dann Beinwechsel! Das Hochschleudern betonen, beim Senken leicht eintauchen, also nicht zu sehr spritzen.

4 Nützt den Füßen, lockert die Hüftgelenke!

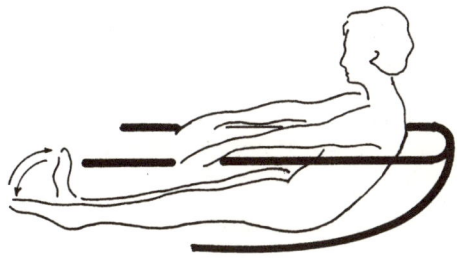

Die Arme ruhen auf dem Wannenrand, die Beine liegen nebeneinander. Nun die Füße abwechselnd langsam auf und ab kippen, extrem die Zehenspitzen strecken, dann hochkippen, 20mal!

▣ Entspannt den verkrampften Nacken!

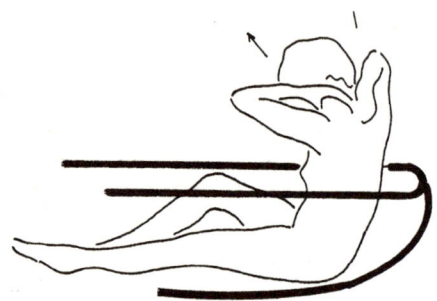

Mit geradem Rücken sitzen, die Hände so auf den Nacken legen, daß sie links und rechts in Richtung Rücken zeigen. Und nun diese Muskelpartie unter geringem Druck, aber tiefgreifend nach oben massieren. Nach viermaliger Wiederholung die Arme senken, dann wiederholen.

▣ Entspannt den Kreuzbereich!

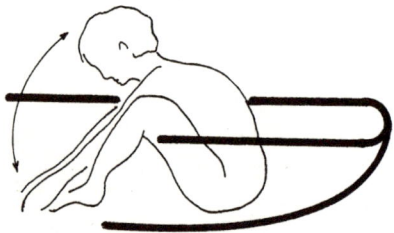

Die Beine anwinkeln, die Knie nach außen drücken. Nun den Oberkörper vorsenken, die Füße mit beiden Händen fassen, den Körper tief nach unten hängen lassen, intensiv **ausatmen**. Sich dann aufrichten, Rücken strecken, einatmen. 4–6mal üben.

7 Nützt gegen Darmträgheit!

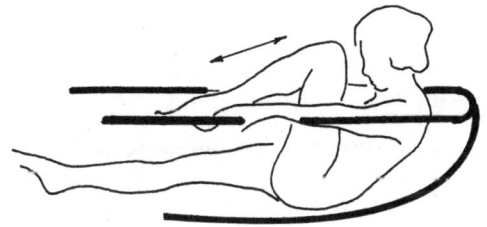

Die Arme liegen auf dem Wannenrand, die Beine sind anfangs gestreckt. Nun ein Knie in Richtung Stirn anwinkeln, dabei ausatmen.
Dann das Bein wieder zum anderen senken, strecken, Rücken
aufrichten, einatmen. Je Bein 4mal wiederholen.

8 Vertreibt eine Hohlkreuzhaltung, dehnt die Beine!

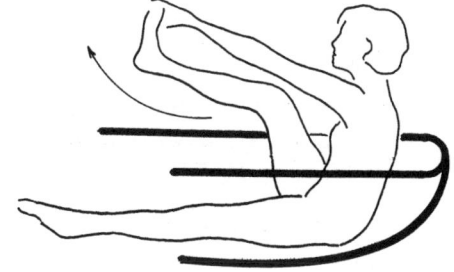

Ein Bein anwinkeln, mit beiden Händen am Mittelfuß festhalten. Nun
das Bein hochstrecken (wollen!), dabei **ausatmen**. Wieder anwinkeln,
einatmen. Je Bein 6–8mal wiederholen.

▉9 Strafft die Sitz- und Oberschenkelmuskeln!

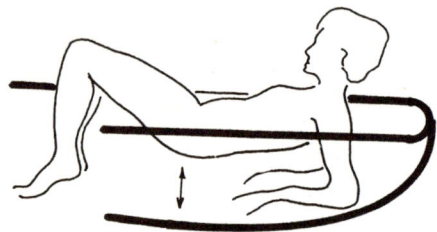

Beide Füße nahe zum Becken anstellen, auf die Unterarme stützen.
Nun durch Spannen der Sitz- und auch der Bauchmuskeln
das Becken heben, dabei **ausatmen**. Langsam wieder senken,
entspannen, einatmen. 4–6mal wiederholen, die Spannungsphase
exakt durchhalten.

▉10 Nützt der Haltung, strafft die Brustmuskeln!

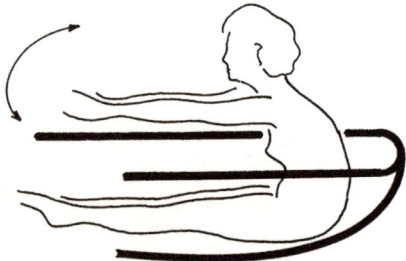

Zuerst mit geradem Rücken sitzen, Arme hochhalten, einatmen.
Dann den Oberkörper vorneigen, die Hände tauchen ins Wasser
und drücken mit den Handflächen gegeneinander, 3 Sekunden in
dieser Druckphase verharren, **ausatmen**. Wieder aufrichten,
einatmen. 4–6mal üben.

⓫ Macht die Kniegelenke elastisch, entspannt den Lendenwirbel-Bereich!

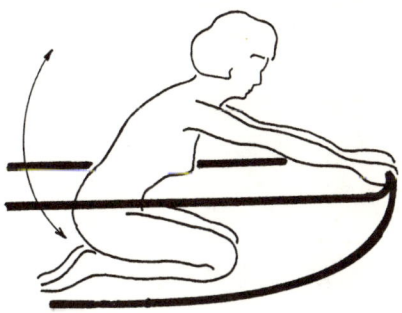

Anfangs aufrecht knien, die Hände stützen sich auf den Wannenrand.
Nun langsam zum Fersensitz senken, dabei **ausatmen** und im Kreuzbereich nach hinten ausweichen. Wieder zur geraden Körperhaltung
hochkommen, einatmen. 6–8mal wiederholen.

⓬ Strafft die Oberschenkel, aktiviert die Rückenmuskeln!

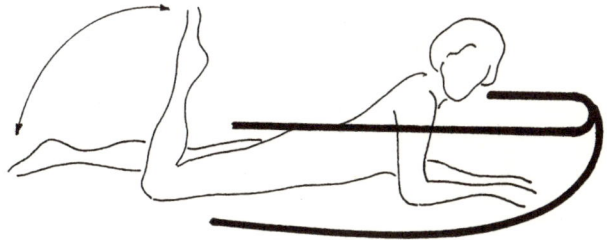

Bäuchlings in der Wanne liegen, auf die Unterarme stützen. Die Unterschenkel abwechselnd hinten hochschlagen in Richtung Gesäß,
20mal hin und her bewegen. Das Hochdrücken betont ausführen,
ein Dehnen an der Vorderseite des Oberschenkels fühlen.

Wassergymnastik als Freizeiterlebnis

Turnspaß am Wasser

Kinder brauchen Bewegung! Für viele ist am Badestrand endlich Gelegenheit, sich tüchtig auszulaufen, soviel wie nur möglich Bewegung zu machen, noch dazu in staubfreier, sauerstoffreicher Luft. Es liegt auch an den Eltern, die Kinder immer wieder anzuregen zum Sportspiel am Strand.

Angenommen, es ist ein Sandstrand – dann gibt es wohl keine bessere Gelegenheit für die kleinen Füße, als ausgiebig über den warmen und weichen Sand zu laufen, um vorbeugend Fußgymnastik zu machen! Die Fußmuskeln müssen bei jedem Schritt kräftig arbeiten, werden mehr als auf hartem Boden zur Aktivität angehalten. Zudem gibt es hin und wieder auch trübe Tage, wo das Wasser wenig zum Baden lockt, man dennoch am Strand sein möchte. Dann können eben jene Bewegungsspiele viel Freude machen. Die frische Brise regt zum ausgiebigen Bewegen an, Wettlaufen und verschiedene Ballspiele machen den Strandaufenthalt kurzweilig.

Gern werden uns die Kinder vom Schulturnen her Vertrautes vorturnen, viel Spaß daran finden, so manche Übung auch im tieferen Wasser zu erproben, um zu beweisen, wie gelenkig und tüchtig sie bereits sind. Auf die Frage: »Was könnten wir jetzt turnen?« werden die Kinder überraschend viel vorschlagen, andere Kinder zum Mitturnen begeistern, neue Spiel- und Sportkameraden finden, kurz: mehr von den Ferien haben. Und noch einmal! Fast alle hier gezeigten Übungen können auch **im** Wasser Spaß machen, es sollte allerdings nicht mehr als kniehoch sein.

Badevergnügen auch für Nichtschwimmer

Ab sofort brauchen Nichtschwimmer nicht auf die Freuden der Badeferien zu verzichten, sondern können dank einfacher Bewegungsaufgaben im angenehm temperierten flachen Wasser viel für ihre Gelenkigkeit und Bewegungsfreude tun. Mitunter kann diese Art der Wassergymnastik sogar vernünftiger sein als andauerndes Brustschwimmen.

Um nicht mißverstanden zu werden! Schwimmen und Schwimmen sind nicht eins. Beobachten Sie mal Menschen im Wasser. Vielen gelingt es, sich mit einem Minimum an Bewegung über Wasser zu halten, denn der Auftrieb ist im salzhaltigen Meerwasser größer als im Hallenbad. Mit hochgerecktem Kopf und geringsten Arm- und Beinbewegungen kann man bereits ein Untertauchen verhindern. Der Gesundheitswert dieses »Schwimmstils« wird also überschätzt. Da wäre es besser, sich im Rückenschwimmen zu versuchen, denn hier kommt es weder zu Verkrampfung im Nackenbereich noch zu einer Hohlkreuzhaltung.

Wer allerdings zügig dahinschwimmt, auf die Atmung achtet, hin und wieder den Schwimmstil, die Körperlage wechselt, der macht es gewiß richtig.

Doch auch Nichtschwimmer finden Spaß am Aufenthalt im Wasser! Nicht selten wird dieses Sichtummeln zum Anfang des Schwimmenlernens. Man verliert die Scheu vor der Weite des »großen« Wassers, des Meeres. Wählen Sie dazu einen flachen Sandstrand, wo Sie auch Ruhe zum Üben finden, warmes Wasser... und schon kann's losgehen!

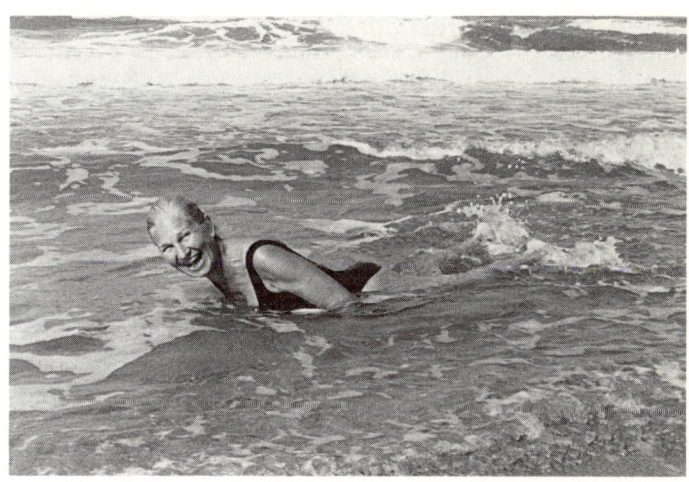

Alle hier empfohlenen Übungen tragen zum Vertrautwerden mit dem nassen Element bei. Man erfährt die Tragfähigkeit und auch den Wasserwiderstand, aktiviert die vielleicht schon steif gewordenen Gelenke, läßt die schlaffen Muskeln arbeiten. So kann jedermann einen Badeurlaub zur Bewegungskur werden lassen. Man braucht den anderen nicht neidvoll beim Schwimmen zuzusehen, sondern findet beim Üben im Wasser viel Spaß.

1 Knielockerung

Rücklings im Wasser liegen auf die Hände stützen und mit den Beinen munter strampeln, Wellen schlagen. 20mal und noch öfter durchhalten, damit auch die Bauchmuskeln zu tun bekommen.

2 Für Arme und Oberschenkel

Im hüfthohen Wasser sitzen, die Hände auf den Boden stützen, die Beine stehen angewinkelt. Nun ein Bein hochstrecken und zugleich das Becken anheben, also fest auf die Arme stützen. Wieder zum Sitzen senken, dann das andere Bein hochschnellen lassen. Je Bein 5mal wiederholen.

3 Für Arm- und Brustmuskeln

Mit breitgestellten Beinen sicher stehen, einen Arm möglichst
gestreckt von rechts nach links und wieder zurück durchs Wasser
ziehen. Immer beim Druck gegen den Wasserwiderstand bewußt
ausatmen, am Wendepunkt den Körper etwas aufrichten, einatmen.
Mit jedem Arm gleich oft wiederholen, auch beide Arme gemeinsam
bewegen.

4 Für Bein- und Sitzmuskeln

Bäuchlings im Wasser liegen, Hände aufstützen, die Beine anheben,
und nun Beinschlag à la Kraulen ausführen, also mit möglichst
gestreckten Beinen gut 20mal auf und ab schlagen, die Muskelspannung dank des Wasserwiderstandes empfinden. Eine kurze Pause im
Sitzen mit angewinkelten Beinen machen (zur Entspannung im Kreuzbereich!), dann wiederum zum Strampeln starten.

5 Zur Hüftstreckung

Mit Händen und Füßen auf den Boden stützen, die Beine sind ziemlich gestreckt. Nun ein Bein nach hinten hoch schwingen, dank
Muskelspannung im Bein und Gesäß recht hoch aus dem Wasser
kommen. Dann wieder absinken lassen und mit dem anderen Bein
ebenso hoch schwingen wollen. Beim Beinrückheben auch den Kopf
heben und einatmen. Je Bein 5mal wiederholen.

6 Für Haltung und Beine

Mit betont hohem Anwinkeln der Knie durchs Wasser gehen, die
Arme zum Balancehalten seitwärts heben. Je tiefer das Wasser, um
so größer wird der zu überwindende Widerstand, um so mehr müssen die Muskeln leisten. Je flacher das Wasser, um so schwieriger
wird das Gleichgewichthalten. Sicher werden Sie bald Spaß daran
haben, auch durchs Wasser zu laufen und zu hüpfen.

Wie »gesund« ist Schwimmen?

Medizinisch gesehen liegt der große Vorteil des Schwimmens – wie auch der Wassergymnastik! – darin, daß man in geradezu idealer Weise alle Muskelgruppen beansprucht, durch die erforderliche Tiefatmung nicht nur die Atmungsmuskulatur fördert, sondern auch die Körperhaltung verbessert.

Wo liegen nun die Vorteile, die gezielten Pluspunkte der geläufigen Schwimmstilarten?

1. **Brustschwimmen** als wohl am meisten bevorzugte Stilart nutzt der Stärkung der Arm- und Brustmuskeln, lockert und stärkt die Hüftgelenke

   Nachteil: Kann bei zu langer Dauer zur Hohlkreuzhaltung verleiten

2. **Rückenschwimmen** entspannt verkrampfte Muskeln im Kreuzbereich, stärkt den Schultergürtel, kein Untertauchen des Kopfes erforderlich

   Nachteil: Man muß nur anfangs ein bißchen Scheu vor der Rückenlage überwinden

3. **Brustkraulen** als ursprünglichste Art, sich im Wassser fortzubewegen, findet vor allem bei jungen Menschen Anklang. Es stärkt alle Muskeln, kräftigt vor allem die Arm- und Beinmuskeln

   Nachteil: Erfordert eine gute Atmungstechnik und »Gefühl« fürs Gleiten im Wasser

4. **Rückenkraulen** stärkt noch mehr die Rückenmuskulatur, wird als Therapie bei Haltungsschwächen angewendet. Der Beinschlag nutzt den Bauch- und Beinmuskeln

Nachteil: Keiner, daher sollten Sie diesen Stil bald erlernen

Zusammenfassend: Schwimmen hat so viele positive Aspekte, daß es zu allen anderen Sportarten als Ergänzung und Ausgleich empfohlen wird. Am besten ist es wohl, nicht an einer Stilart festzuhalten, sondern immer wieder seine »Lage« im Wasser zu verändern.

Zum guten Schluß

...soll noch einmal daran erinnert werden: Wasser ist nicht nur zum Schwimmen da! Sie haben dieses Buch durchgeblättert, werte(r) Leser(in), konnten feststellen, daß es eine Fülle von Möglichkeiten gibt, sich im Wasser zu tummeln. Es sollte zu den ganz großen Erlebnissen werden, sich darin frei und sicher bewegen zu können. Das Element Wasser sollte uns so vertraut sein, daß der Wunsch nach sinnvoller Bewegungsschulung darin nicht mehr wegzudenken ist: Sei es allein aus Freude an der eigenen Vitalität oder aber im Interesse des Gesundbleibens, des Gesundwerdens durch Therapie im Wasser. Sei es zum Zeitvertreib, zum Spaß miteinander in der Ferienzeit, um die Kondition zu steigern, um der Figur zu nützen. Hier haben Sie eine reiche Auswahl von Anregungen gefunden!

In vielen Bädern gibt es bereits zu bestimmten Zeiten Lektionen in Wassergymnastik. Es wurde festgestellt, daß die Badebesucher diese Kurse begrüßen und eifrigst mitmachen. Mancherorts erklingt zur Auflockerung der Stimmung sogar Musik dazu, so daß im fröhlichen Miteinander eine unbeschwerte Laune aufkommt.

Doch braucht es nicht unbedingt Geselligkeit, sie wird ja auch nicht überall geboten. Um so besser, wenn Sie ab sofort nach dem Studium dieses Büchleins Ihr eigenes Wassergymnastik-Programm gestalten. Lassen Sie mich diese Aufmunterung abschließen mit der weisen Bemerkung von VOLTAIRE:

»Ein gut' Teil aller Krankheiten kann weggearbeitet, weggeatmet, weggeschwommen werden, denn: Bewegung ist Leben!«

Viel Erfolg und auch Freude bei Ihrer Wassergymnastik
wünscht

HANNELORE PILSS-SAMEK

Register

humboldt-taschenbücher

Praktische Ratgeber

Haushalt
Partybuch (231)
Kaufberater Biokost (608)
Haushaltsreparaturen selber
machen (635)

Getränke
Mixgetränke (218)
Deutsche Weine (361)
Alkoholfreie Mixgetränke (396)

Kind und Erziehung
Vornamen (210/505)
Unser Baby (233)
Schwangerschaft/Geburt (392)
Schwangerschafts-Gymnastik (468)
Gymnastik f. Baby u. Kleinkind (602)
Ich werde Vater (630)
Kinderspiele für unterwegs (631)

Tips für Kinder
Kinderspiele (47)
Was Kinder basteln (172)
Was Kinder raten (193)

Gesundheit
Erste Hilfe (207)
Kneippkur (230)
Autogenes Training (336)
Rückenschmerzen (339)
Guter Schlaf (354)
Heilmassage (355)
Rheuma (364)
Allergien (365)
Sauna (406)
Heilfasten (407)
Kopfschmerzen (408)
Naturheilkunde (410)
Entspannungs-Training (430)
Depressionen (431)
Bandscheibenbeschwerd. (442)
Schluß mit dem Streß! (452)
Frauenkrankheiten (455)
Selbsthilfe durch Autogenes
Training (466)
Elektro-Akupunktur (480)
Kranke Seele (484)
Biorhythmus (494)
Gesund + fit (501)
Massage-ABC (507)
Autogenes Training
und Meditation (510)
Häusliche Krankenpflege (516)
Hämorrhoiden + Darmleiden (518)
Chinesische Atem- und
Heilgymnastik (534)
Homöopathie (553)
Haus- und Heilmittel (562)

Erfolgsgeheimnis Selbst-
hypnose (571)
Schluß mit dem Rauchen! (572)
Ratgeber Wechseljahre (589)
Rezeptfreie Medikamente (593)
Aktiv gegen den Krebs (598)
Ratgeber Heuschnupfen (605)
Abwehrkräfte stärken (616)
Kinderkrankheiten (619)
Aktiv gegen Bluthochdruck (632)
Wassergymnastik (633)

Schönheit
Schönheitspflege (343)
Welche Farben stehen mir? (577)

Praktische Lebenshilfe
So lernt man leichter (191)
Traumbuch (226)
Reden f. jeden Anlaß (247)
Handschriften deuten (274)
Angst erkennen (276)
Gästebuch (287)
Gutes Benehmen (303)
Partnerwahl (312)
Gedächtnis-Training (313)
Superlearning (491)
Testament und Nachlaß (514)
Unterhalt zahlen (515)
Hochzeitsratgeber (529)
Prüfe Deine Menschen-
kenntnis (531)
Mietrecht knapp + klar (532)
Schlankwerden (550)
Ernährungsratgeber (586)
Yoga für Frauen (588)
Körpersprache (590)
Behörden-Wegweiser (592)
Das korrekte Testament (594)
Weniger Steuer zahlen (595)
Flirten – aber wie? (606)
Selbstsicher – selbstbewußt (609)
Teste deine Allgemeinbildung (618)
Positiv denken und leben (622)
1000 Ideen für fröhliche Feste (623)
Rhetorik (627)

Computer
Datenverarbeitung (200)
Mikroprozessoren (338)
Tischcomputer (415)
BASIC Anfänger (456)
BASIC Fortgeschrittene (496)
Lernen mit dem
Homecomputer (525)
Spielend Programmieren (526)

Programmiersprache PASCAL
(551)
Richtiger Computer (564)
Bausteine für
BASIC-Programme (591)
Computer – 1×1 fürs Büro (638)

Briefe schreiben
Geschäftsbriefe (229)
Komma-Lexikon (259)
Briefe besser schreiben (301)
Liebesbriefe schreiben (377)
An Behörden schreiben (409)
Gutes Deutsch – der Schlüssel
zum Erfolg! (535)
Musterbriefe für den
persönlichen Bereich (538)
Dichten und Reimen (545)
Fehlerfrei schreiben (615)

Beruf
Buchführung (211)
So bewirbt man sich (255)
Eignungstests (463)
Existenzgründung (498)
Sich bewerben und vorstellen (537)
Eignungs- und
Persönlichkeitstests (548)
Arbeitszeugnisse (573)
Prüfungen – mit Erfolg! (582)
Arbeitslos – was nun? (597)
Berufe mit Zukunft (604)
Erfolg ist trainierbar (614)
Erfolgsgeheimnis Zeiteinteilung
(624)

Zimmerpflanzen/Blumen
Zimmerpflanzen (270)
Kakteen (271)
100 schönste Kakteen (370)
Die schönsten Zimmerpfl. (428)
Wenn Zimmerpflanzen
nicht gedeihen (549)
Zimmerpflanzen selbst ziehen (585)

Haustiere
Katzen (212)
Dackel (224)
Schäferhunde (298)
Wie erziehe ich m. Hund (371)
Aquarienfische (447)
Katzenrassen (506)
Welcher Hundetyp (512)
Meine Wohnungskatze (536)
Was will meine Katze
mir sagen? (557)
Meine kranke Katze (611)

Kochen

Küchentips
Schnellkochtopf (251)
Vegetarische Küche (503)
Vollwertkost (504)
Wildpflanzen-Gerichte (523)
Plätzchen, Pralinen,
Salzgebäck (544)
Brotbacken (576)
Mikrowelle (599)

Diät/Leichte Kost
Diät f. Diabetiker (257)
Diät f. Leber/Gallenkr. (260)
Diabetiker-Backbuch (570)
Das Bio-Kochbuch (629)

Kalte Küche
Salate (286)

Fleisch- u. Fischgerichte
Fondue (294)

Nachspeisen
Eisspezialitäten (554)

Ausländische Küche
Ital. Küche (328)

Freizeit-Hobby-Quiz

Mein liebstes Hobby
Mein Aquarium (272)
Pfeiferauchen (318)
Deutsche Volks- und
Wanderlieder (331)
Tanzen (362)

Elektron. Bauelemente (414)
Kegelspiele (487)
Folkgitarre (555)
Elektron. Basteln (560)
Schöne Lieder für Kinder (610)
Humboldt-
Briefmarkenbuch (620)

Handarbeiten
Schönste Strickmuster (492)
Häkelmuster (521)
Wir stricken und häkeln
für Kinder (542)
Patchwork (559)
Puppenkleider selbst nähen (569)
Sticken (612)

humboldt-taschenbücher